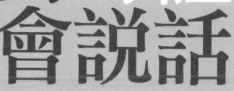

Listen To Your Body's Message

你的身體
會說話

U0059979

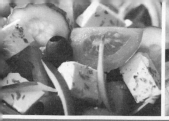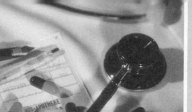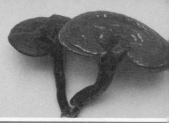

前 言

　　我們的身體就像一部構造精細、功能完善的機器，各個組織器官擔負著不同的職責功能，相互配合，協調統一，這樣，人才能進行各種行為活動。一旦其中的某個「零件」出現問題，勢必會影響整個機體的協調工作，從而導致一系列異常現象的產生。這些異常現象其實就是身體運用自己的語言提出的健康警告。要知道，你的身體會說話！如果你對身體發出的警告置之不理，無動於衷，任由其發展，最後就有可能發展成為疾病，甚至產生嚴重的後果。

　　所以，要對自己的身體學會「察言觀色」，密切注意其發出的任何不良信號，及時採取有效、合理、科學的防治手段和調理方法，及早將疾病消除在萌芽狀態，最大程度地降低其對身體健康的影響與破壞，使身體內外的各種功能機制始終保持協調平衡，才可以全面達到強身健體、益壽延年的保健功效。中醫理論自古以來一貫提倡的「不治已病治未病」就是這個道理。

　　人的五官、氣色、四肢都是健康的「對外發言人」，可以在一定程度上體現身體的健康狀況。只要能注意聆聽身體的訴說，捕捉身體發出的細微信號，要瞭解自己的健康動向並非難事！懂得如何識別和判斷身體發出的警告，掌握調養異常現象的方法和手段，才能真正為自己的健康護航。

　　本書正是基於這種需求，系統詳細、全面充分地介紹了一些常見、普遍卻往往易為人們所忽略的身體異常現象，對其所體現的疾病資訊以及必要的預防等進行完整介紹，從而為廣大讀者提供養生保健的可依之據。

　　不足之處，還請讀者不吝指正。

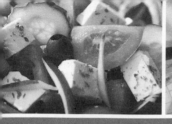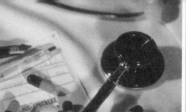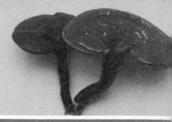

目 錄

從頭開始 發統領之命

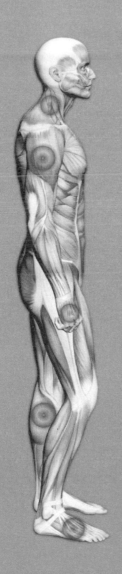

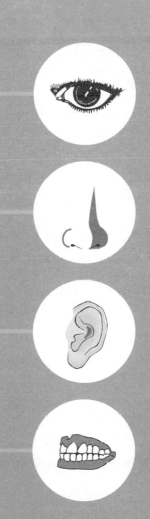

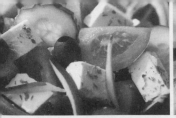
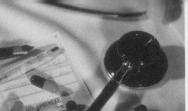
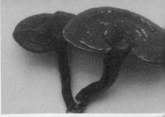

面 部

眉毛也會悄悄掉

人們常說，眼睛是靈魂之窗，那麼我們可以把眉毛看成是窗簾；如果說眼睛是一幅畫，那眉毛就是畫框。眉毛對於眼睛有著重要的保護和修飾作用。許多人對眼睛呵護備至，卻沒發現，眉毛也會悄悄掉落……

探索眉毛脫落根源

眉毛與健康有著密切的關係。眉毛濃密，說明腎氣充沛，身強力壯。而眉毛稀淡，則說明腎氣虛虧，體弱多病。需要知道的是，眉毛的生長和替換具有一定的規律，並非連續不斷，而是呈週期性生長和脫落。眉毛的生長期約為 2 個月，休止期長達 3 ～ 9 個月，之後便自然脫落。

一般來說，眉毛的多寡因人而異，與遺傳有一定的關係。濃眉者可達一千多根，稀疏者僅有數百根，這都屬於正常現象。然而，有些人的眉毛卻經常在不期然間悄悄掉落，這就屬於異常現象了，有可能是某些疾病的信號。

1. 甲狀腺功能減退症、垂體前葉功能減退症。患有這類疾病的患者，眉毛往往易脫落，並以眉的外側最為明顯。

2. 神經麻痺症。神經麻痺症會導致人體面部的肌肉麻痺，以至於兩側眉毛高低不等，單側上瞼下垂時，病變一側的眉毛顯得較高，並且會有脫落現象。

3. 麻風病。麻風病患者早期會出現眉毛脫落現象，不過這種疾病現在較為少見。

4. 斑禿。斑禿多發於頭部，以集中一片面積的頭髮脫落為主要症狀，但少數情況下，也會引發眉毛脫落症狀。

遠離眉毛脫落困擾

防患於未然

通常在不良精神狀態的影響下，人們會出現精神性眉毛脫落現象。如果不是特殊病症的話，平時注意放鬆心情，合理膳食營養，遠離射線干擾區域，即能防止眉毛脫落。

有的女性為求細眉彎彎，常會拔去許多「不稱心」的眉毛；更有甚者將整個眉毛拔得精光，再煞費苦心地紋眉繡眉。這些都十分有害健康。若眼睛沒有眉毛遮擋，汗水和雨水就會直流入眼內，刺激角膜和結膜，引起角膜炎和結膜炎，嚴重時可導致角膜潰瘍。

此外，拔眉毛還會妨礙眉毛的正常生長。由於眉毛周圍神經血管比較豐富，若常拔眉毛，易對神經血管產生不良刺激，還有引發皮炎、毛囊炎的可能。因此不可貪圖美觀經常拔眉，保持自然的眉形和正常的眉毛生長狀態最好。

食物調理眉毛脫落

1. 吃富含碘的食物。微量元素碘可以刺激甲狀腺分泌甲狀腺素，使甲狀腺功能恢復正常。由於甲狀腺功能低下而造成的脫眉

者，可多吃些富含碘的食物，如海帶、紫菜、海參等。

2. 吃富含鋅的食物。當體內缺鋅時，毛囊減少，皮下膠原組織密度降低，即會出現脫眉現象，因此應多吃富含鋅的食物，如堅果、動物肝臟、瘦肉、牛奶、蛋類等。

身體健康小叮嚀

如果女性想要修飾眉形，最好使用修眉刀刮剃，而不要用眉鑷捏拔。拔眉會破壞毛囊，嚴重的還會引起毛囊炎，影響美觀。另外要準備一把修眉剪和一支眉筆。眉筆的顏色要考慮與髮色相配，原則是不要比頭髮深。可先用眉筆畫好理想的眉形，再用修眉刀進行修飾，剃去多餘的部分即可。注意，用修眉刀刮剃眉毛的時候應順著眉毛的生長方向剃除。

笑容也會有異常

發自內心的笑容是人們心情愉悅的表現，甜美的笑容能讓人神采飛揚。愛笑的人，多數身體健康。然而，笑容雖是一種自然表情，卻也有異樣的表現，從中同樣能窺察身體內部的健康狀況。

探索笑容異常根源

笑有多種，開懷大笑、蹙眉苦笑、皮笑肉不笑、笑裡藏刀等，無一不顯示了人們豐富的內心活動。然而，在人的笑容中，有可能隱藏著嚴重疾病的徵兆，這一類與疾病相關的異常笑容被

稱為病理性笑，因此在一定程度上，可以通過觀察笑容來判斷疾病的種類和發展程度。

1. 苦笑。像是破傷風患者。張嘴困難、咀嚼肌抽搐、牙關緊閉、面部肌肉痙攣、表情牽強等，這是典型的苦笑面容，需要多加注意。

2. 怪笑。可見於面部神經麻痺或面癱患者。因其神經支配功能有所減弱或喪失，無法調控面部肌肉，造成一側面部肌肉鬆弛，鼻唇溝變淺，笑時僅有健康一側的嘴角向外牽拉，以至於面部口歪眼斜，看起來表情怪異。

3. 假笑。有憂鬱傾向的人會出現假笑的情形。由於精神憂鬱，內心情感壓抑，笑容並非發自內心，故往往顯得不夠自然，面部表情較為僵硬，常常能看到嘴角咧開在「笑」，眼睛和面容中卻沒有任何笑意。

4. 傻笑。可見於大腦發育不健全或神經系統相關疾病。這種笑容憨態可掬，觀之可親，但顯得呆滯木然，面部表情給人以呆傻木訥感。

5. 陣發性笑。屬於發笑型癲癇的典型表現。即不由自主地發笑，多則每天發作幾次到十幾次，少則幾天或幾周發作一次，每次時間不等，笑過後即恢復正常。

遠離笑容異常困擾
防患於未然

由各種疾病引起的異常發笑，雖然形態各異，但具有共同的異常特徵，即受情緒刺激較為明顯，一旦發作，便成為情不自禁、無法控制的笑。異常發笑與正常發笑的區別關鍵在於——能

否自我控制和是否出自自然感情反應。一旦發現笑容有異常，應馬上引起警惕，防範疾病萌芽，不可對此掉以輕心。

平時應加強面部肌肉的運動，多做咧嘴、抿嘴、撅嘴等動作，以鍛煉面部神經的靈敏度和肌肉的靈活度，防治異常笑容。可做如下所述一套動作來活躍面部：先用力睜大雙眼，用力閉上，再睜開；接著緊縮兩腮肌肉，緊閉雙眼；然後張大嘴巴，眼睛往上看，使面部肌肉呈緊張狀態，合攏嘴巴；再將雙唇向內扣進，緊閉，兩腮交替鼓氣。

身體健康小叮嚀

説話閒聊能使面部肌肉得到充分運動，並可令發聲器官、呼吸器官、聽覺、視覺神經都得到協調鍛煉。因此，經常説話也能增強面部肌肉的神經功能，對於預防和改善異常笑容大有益處。

唇色也會有變化

如果說眼睛是心靈之窗，那麼嘴唇可以看做是健康的視窗。嘴唇的顏色、光澤等無一不反映人體的健康狀況。許多人可能不知道，唇色也會發生變化，並且和身體健康息息相關。

探索唇色變化根源

正常健康的嘴唇一般顏色紅潤而有光澤，乾濕適度而有彈性。一旦身體有問題，嘴唇往往也會隨之出現改變。所以，清早起床，不妨照照鏡子，仔細觀察一下自己的嘴唇，看是否有下面

的情況。

1. 口唇青紫。如果嘴唇長期出現青紫，現代醫學將其稱之為「紫紺」，預示著心臟可能存在問題，長期如此應當及時去醫院檢查。某些呼吸系統的疾病也會出現口唇缺少光澤、不夠紅潤的變化。

2. 口唇紅赤。正常唇色多為粉紅色，如果紅的顏色過於豔麗或者呈深紫紅色，則可能是由俗稱的「火大」引起的。如伴口臭、呃逆，說明脾胃濕熱；伴兩脅脹痛、厭食，說明肝火太旺。

3. 口唇泛黑。如果嘴唇上出現了一塊或幾塊黑斑，有可能預示著色素性疾病或血管性疾病，也可能是色素痣或血管瘤等，必要時應做相關的檢查。如果口唇整體色澤暗淡且發黑，還要注意消化系統是否存在問題。

4. 口唇發黃。嘴唇發黃不多見。如果口唇發黃同時伴有面部及全身皮膚發黃，就要小心肝膽系統是否出了問題，應當及時去醫院檢查一下是否患有肝炎。

5. 口唇蒼白。為血虛的特徵，多說明身體貧血。此外，某些脾胃虛寒、消化不良的病人也會表現出口唇缺少紅潤、乾燥等症狀，有些還伴有四肢發冷。

遠離唇色變化困擾
防患於未然

嘴唇的皮膚沒有色素保護，顏色又比其他部位的皮膚深，所以最容易吸收紫外線，因此無論什麼季節，都不能疏忽嘴唇部位防曬的功課。若想時刻保持雙唇的天然嫩紅和健康狀態，預防紫外線的照射是首先要注意的事項，陽光曝晒的時候最好在嘴唇上

塗抹有防曬功能的護唇膏。

保持良好的心情也是美容的好方法。不可動怒，常常保持甜美的笑容，不僅能為外形加分，還可以放鬆嘴巴周圍的肌肉。每天至少要喝足 1500 毫升的飲用水，茶、果汁、菜湯、運動飲料都可以算是補充水分的一部分，這樣有助於保持嘴唇的潤澤健康，同時也是維持身體健康的重要保證。

另外要注意的是，舔嘴唇、咬嘴巴會傷害嘴唇，所以不要動不動就用舌頭舔嘴唇，也不要用牙齒咬嘴唇。若有擦口紅的習慣，就要徹底卸妝，否則會造成色素沉澱，導致嘴唇顏色黯淡。

按摩改善唇色變化

晚上睡覺之前，用一把乾牙刷在嘴唇上輕柔地移動，或者用手指按摩唇部周圍，這樣可以刺激血液循環，收緊嘴部輪廓，防止肌肉過早鬆弛。

身體健康小叮嚀 ••••••••••••••••••••••••••••••••••

介紹一種養護嘴唇的小秘訣：先在嘴唇上塗擦厚厚的護唇膏，最好混上一點橄欖油，用保鮮膜敷上，再用一枚剝了殼的熱雞蛋，輕輕地隔著保鮮膜在嘴唇上滾動，直到雞蛋冷掉。去掉保鮮膜，用清水洗去多餘的油，如果有死皮可以用牙刷輕輕刷掉死皮。

•••

睡覺起來臉發麻

早晨睡醒之後打個哈欠，卻驚異地發現半側臉部的肌肉沒有感覺，不聽使喚，這是怎麼回事？用手捏捏臉頰，張嘴、咬牙、

嘟嘴、抿嘴，活動一下面部肌肉，臉麻症狀又不見了。這種狀況很容易被當作小意外而被忽視。

探索臉麻根源

面部麻痺又叫面癱。面癱是由面部的肌肉失去平衡控制能力，嘴唇被牽向一邊，常因一側的面部肌肉發生麻痺而導致。面癱通常情況下是由腦血管阻塞引起的。大腦皮層、腦幹面神經核至面神經末梢及面肌的任何一部分有病變時，均會引起面癱。所以，千萬不要以為臉部肌肉麻痺是小事，要及時重視起來。

1. 短暫性腦缺血發作。短暫性腦缺血會導致出現暫時性面癱現象，一般情況下持續數分鐘至數小時，最多至 24 小時便會完全恢復。因為此種情況有增加腦中風的機率，因此要及早採取治療措施。

2. 腦血栓形成。腦血栓會造成面部肌肉麻痺，除　側面部感覺麻木外，還有同側面部肌肉癱瘓的現象，即口向對側牽引，露齒時更明顯，口角下垂，不能吹口哨。

3. 面部神經損害。如中耳炎、迷路炎、乳突炎等，可併發耳源性面神經麻痺，由於面部分布的神經較多，如果神經因為水腫引起組織變化受到壓迫時，就會造成面部麻痺。

4. 腫瘤。如患有腫瘤疾病，也可能會出現面部麻痺現象。腦幹與小腦橋腦角的腫瘤可導致面部肌肉僵硬、癱瘓。

5. 面神經炎。其發病可能由於局部供應神經的血管因受風寒而痙攣，或面神經管內骨膜腫脹，致使神經組織缺血、水腫，並導致局部面部肌肉僵硬。

遠離臉麻困擾

防患於未然

面部麻痺，中醫認為多由於風寒風熱侵襲所致，因此，頭面部要避免直接吹風或吹冷空氣，天氣寒冷時外出要戴上帽子圍巾保暖，平時最好用溫水清潔面頸部位，避免遭受寒涼刺激。

夜晚睡覺時注意保暖，避免夜間受涼，尤其要防止夜風直吹面部，睡前注意檢查門窗。外出嚴防淋雨受潮，並多運動，增強體質和抗病能力；加強營養攝取，促進食欲，增強脾胃功能，以利生肌長肉，強壯筋骨。

按摩改善臉麻

先從下頜處，用雙手三、四指指腹由下到上，畫小圈按摩到耳朵旁邊的聽會穴，再從頜下的地倉穴畫小圈，按摩到耳邊，然後從鼻翼旁邊的迎香穴由下到上，畫小圈按摩到雙眼外側的太陽穴。接著用雙手食指繞嘴唇做環形按摩，用第一、第二指節按住嘴唇向外做牽拉動作。

中藥調理臉麻

方一：鮮楊樹皮 60 ～ 100 克。將樹皮加水 1000 毫升，煎沸後趁熱熏側面頰部，器皿下放置一個小爐，用文火緩緩加溫，使熱氣持續而均勻，每次 40 ～ 60 分鐘。本方具有溫經通絡的功能。

方二：白芍 10 克，玄參 9 克，天冬 10 克，龍骨、牡蠣各 9 克，皂枝 30 克，代赭石 20 克，牛膝 15 克。以上藥物放入鍋中加水煎煮，去渣濾汁，每日 1 劑，早晚分服。

臉上又開始冒痘痘

　　不知不覺臉上長了幾顆小痘痘，在白皙細嫩的臉上微微發紅，看起來那麼礙眼可惡。其實痘痘並非是青少年的「專屬」，也經常會在成年人臉上出現。許多人以為長痘痘僅僅是因為皮膚清潔不夠，殊不知，它也暗示了身體內部的一些毛病。

探索痘痘根源

　　臉上的痘痘又被稱作「青春痘」，是青春期常見的生理現象，但也可見於其他年齡階段的人。雖然它對健康的影響不明顯，但也是體內健康問題的外在表現。中醫認為，長痘是人體受情志困擾以至於肝氣鬱結，濕濁內阻不能宣洩，蘊結化熱薰蒸皮膚，而在顏面出現小的硬結。

　　痘痘一般表面為紅色，頂著小白頭，並會感到灼熱、刺痛。不同部位的痘痘常常代表了體內不同器官組織的異常變化。

　　1. 額頭生痘痘。說明心火旺、血液循環有問題，可能是過於勞心傷神。這些人脾氣較不穩定，起伏較大。應養成早睡早起的

習慣，保持睡眠充足，並要多喝水。

2. 鼻頭生痘痘。可能是胃火大、消化系統異常；若在鼻頭兩側，就可能跟卵巢機能或生殖系統有關；如果長在鼻梁，則代表脊椎骨可能出現問題。

3. 下巴生痘痘。說明腎功能受損或內分泌系統失調，女性容易在下巴周圍長痘痘，這可能是月經不調所引起的，通常月經過後往往就會逐漸消減；唇或下頜生痘痘，說明腸胃功能不好，體內雌性激素失調。

4. 左邊臉頰生痘痘。可能是肝功能不良，如肝臟的分泌、解毒或造血等功能出了問題。

5. 右邊臉頰生痘痘。可能是肺部功能失常，患有一定程度的呼吸系統疾病。

6. 太陽穴生痘痘。通常代表精神壓力較大，睡眠不好。月經不調或白帶異常也會引起太陽穴部位生痘痘。

7. 髮際線生痘痘。可能代表有子宮炎症或婦科疾病等。

8. 雙眉間長痘。通常情況下會有胸悶、心悸及心律不齊等表現。這類人不要做太劇烈的運動，避免煙、酒以及辛辣食品。眉頭長痘代表肝功能不好，最好養成正常的生活作息習慣，不要熬夜或是喝酒抽煙。眉骨長痘同樣也應注意肝臟保養。

遠離痘痘困擾
防患於未然

應常用溫水配合性質溫和的洗面乳清潔肌膚，每日早晚分別洗臉 1 次，以減少皮膚的油膩。皮膚的油膩減少了，灰塵污垢等落在皮膚上被黏著的機會也隨之減少，這就能有效地防止皮脂腺

口的堵塞和細菌的繼發性感染。

此外還要少吃脂肪和糖類食品，少吃油炸及蔥、蒜、辣椒等刺激性食物，多吃水果和蔬菜，防止便秘和消化不良，這些對預防痘痘都有一定的幫助。

食物調理痘痘

1. 雪梨芹菜汁。芹菜 100 克，番茄 1 個，雪梨 150 克，檸檬半個。洗淨後同放入果汁機中打成汁，飲用，每日 1 次。具有清熱潤膚的功效，有助於預防痘痘。

2. 紅蘿蔔芹菜汁。紅蘿蔔 1 個，芹菜 150 克，洋蔥 1 個。洗淨後放入果汁機中打成汁，飲用，每日 1 次。具有清熱解毒、祛火的功能。

身體健康小叮嚀 •

千萬不要以為洗臉次數越多就會越乾淨，痘痘發生的機率就會減小。一大洗 2 次臉已經足夠。常常洗臉反而會刺激皮脂腺的分泌功能，因為一旦皮膚表面的油脂被洗淨，皮脂腺就必須「加班」工作來實現它的天然保護功能，如此一來，皮脂腺會變得越來越「活潑」，分泌的油脂越多，堆積形成痘痘的可能性就會越大。

• •

怎麼會有「蘋果臉」

有些人經過太陽曝晒或者寒冷侵襲，臉頰兩側就經常會出現兩片紅形形的痕跡，美其名曰「蘋果臉」。其實仔細觀察就會發現，這兩片紅印是由細密而明顯的紅血絲組成的。這些紅血絲讓

不少愛美人士都大為苦惱，想盡各種辦法來掩蓋。其實，「蘋果臉」除了影響外表外，還透露了人體內部的健康問題。

探索紅血絲根源

臉上的紅血絲也叫局部毛細血管擴張，是皮膚中的毛細血管持續性擴張造成的。引起紅血絲的原因很多，大致可分為兩大類型：遺傳型和誘發型。遺傳型多是遺傳而得，常有家族性；誘發型紅血絲則是指當遇到一定外界刺激，或人體內部異常時出現的血絲明顯現象。

1. 局部血液循環系統異常。風吹、日曬、高溫刺激，會對顏面經絡造成傷害，導致血脈擴張而發病；或有淤血阻滯經絡，血脈運行不暢，淤血阻滯肌膚，使血脈擴張，表現為皮膚血管呈紫紅色。

2. 代謝功能紊亂。慢性便秘會造成毛細血管擴張。患有慢性肝臟疾患的人，肝臟功能減退，導致體內雌激素降解不足，就會出現血管痣、蜘蛛痣。同時，由於肝臟解毒功能減弱，一些未經解毒的毒性物質，在血液中不停地刺激血管，導致血管擴張，也會出現紅血絲現象。

3. 內分泌紊亂。有的女性內分泌變化比較明顯，波動也比較大，在內分泌紊亂的情況下，可能會出現面部毛細血管擴張現象。

4. 體內營養缺乏。有些維生素或微量元素缺乏，也會導致毛細血管擴張，這種情況常會伴有其他症狀，如臉色黯淡等。

遠離紅血絲困擾

防患於未然

1. 不要吹冷風。避免過冷的環境與溫度的急劇變化，注意皮膚的保濕和保暖工作。在特別乾燥和溫度較高的室內，如果臉上覺得乾就要及時補水。洗臉則以溫水為主，不要用一些粗糙的毛巾擦洗臉部。

2. 保持皮膚清潔。春秋季節多風沙，這些灰塵與分泌旺盛的皮脂相混合，易造成皮膚粗糙，所以應保持皮膚清潔。可用溫和的洗面乳及柔膚水，幫助清潔、柔嫩肌膚。

3. 多吃蔬果。飲食上多吃新鮮水果、蔬菜，少食刺激性強、易引起過敏反應的食物，如海鮮、筍類等。

調理紅血絲

首先應該找出病因，進行針對性地防治。對於血管神經性紊亂者，應提高血管對外界刺激的耐受能力，可以常洗冷水澡、桑拿浴，也可以用熱毛巾和冷毛巾交替敷面，先熱後冷，使皮膚恢復對溫度的快速反應。

女性要注意月經是否正常，調節內分泌平衡。避免煙酒刺激，戒煙戒酒。合理飲食，忌食辛辣等刺激性食物。防治便秘，同時補充多種維生素和微量元素。保持充足睡眠，注意勞逸結合。

身體健康小叮嚀 •••••••••••••••••••••••••••••••••••••

面部血管擴張，導致出現紅血絲還有可能是由於局部血管太脆太薄所致，吃點胡蘿蔔可以增加其彈性，提高血管功能，改善和防治紅血絲現象。如果是肺部上火導致臉部燥熱發紅，則可多喝菊花茶、綠茶，以

清除肺火。

....

什麼時候長黑斑了

　　本來白皙清秀的面龐，莫名生出了一些細小的斑點，深深淺淺地極影響面容，而且也影響著好心情。其實，臉上的斑點不僅影響外表的美觀，更有可能是身體疾病所致。

探索長斑根源

　　面部產生色斑的原因很多，比如日光照射、疾病、藥物、化妝品、情緒因素等。中醫認為，大多數面斑產生的原因都是肝鬱氣滯，是內在循環系統被氣滯阻斷的表現，常常由不良情緒等引發。很多女性長斑者還伴有某些婦科疾病，如卵巢囊腫、子宮肌瘤、乳腺增生、月經不調等，所以女性長色斑時要特別警惕身體疾病。

　　1.血淤導致長斑。如痛經、閉經、量少、白帶等，活血化淤是治斑的根本。血淤是月經不調的一種。對女性而言，血是月經的組成物質，如果臟腑功能失常，氣血生成循環就會受到影響，累及子宮的活動功能，則可導致各種婦科疾病，如子宮肌瘤、卵巢囊腫等，並會引發黃褐斑、雀斑等。

　　2.髮際邊長斑。多和婦科疾病有關，如女性激素不平衡、內分泌失調等。

　　3.額頭長斑。多見於性激素、腎上腺皮質激素、卵巢激素異常者，因此額頭長斑者要注意自己的體內激素分泌問題。

4. 眼皮部位長斑。多見於妊娠與人流次數過多及女性激素不平衡者。

5. 眼周圍長斑。子宮疾患、流產過多及激素不平衡引起的情緒不穩定者經常會有這種情況。

6. 面頰部長斑。多見於肝臟疾患和更年期者，腎上腺機能減弱者面部也有顯現。

7. 太陽穴、眼尾部長斑。這種情況多和甲狀腺功能減弱、妊娠、神經質及心理受到強烈打擊等因素有關。

8. 鼻下長斑。卵巢疾患者經常會出現這種情況。

9. 嘴巴周圍長斑。常見於進食量過多者以及胃腸功能不良者。

10. 下頜長斑。常見於白帶過多、異常等婦科疾患。

遠離長斑困擾
防患於未然

長斑與疾病有關係，如果有病就應該及早去醫治，尤其是婦科病，發現乳腺增生、痛經、月經不調等就應該去看病。這是預防長斑的根本方法。

另外，睡眠與飲食對皮膚很重要，特別是睡眠，哪怕閉目養神 10 分鐘也好，只有在不缺氧、不缺水的情況下，皮膚才會光彩照人。同時要多喝水，多喝湯，多吃水果，當然雞蛋和瘦肉中的優質蛋白質對皮膚的光滑細膩也有幫助。

夏季應適當補充糖分，因為肝、腎、脾等臟器都需要糖分，而這些器官健康的人才能擁有紅潤光滑的肌膚。

由於斑點大部分都是因為肌膚老化、黑色素沉澱而引起，所

以應在日常生活中注意防曬，帽子、遮陽傘、防曬護膚品都是防曬的好幫手。值得提醒的是，不是長時間暴露在陽光下，就不需要使用防曬係數（SPF）很高的防曬品，一般 SPF15 就足夠了，使用 SPF30 以上的防曬品應在 2～3 小時內清洗掉，因為防曬係數太高的產品會對皮膚產生刺激。

食物調理黑斑

1. 黃瓜粥。大米 100 克，鮮嫩黃瓜 300 克，精鹽 2 克，生薑 10 克。黃瓜洗淨，切成薄片；大米淘洗乾淨，生薑洗淨拍碎。鍋內加水約 1000 毫升，下大米、生薑，大火燒開後，改用文火慢慢煮至米爛時加入黃瓜片，再煮至湯稠，入精鹽調味即可。每日 2 次。

2. 黑木耳紅棗湯。黑木耳 30 克，紅棗 20 枚。將黑木耳洗淨，紅棗去核，加水適量，煮半個小時左右。每日早、晚餐後各飲用一次。

身體健康小叮嚀 ●

將新鮮胡蘿蔔研碎擠汁，取 10～30 毫升，每日早晚洗完臉後，以鮮汁拍臉，待乾後用塗有植物油的手輕拍面部。此外，每日喝 1 杯胡蘿蔔汁也有祛斑作用。因為胡蘿蔔含有豐富的維生素 A。維生素 A 具有滑潤、強健皮膚的作用，可防治皮膚粗糙及雀斑。

● ●

面色不好要小心

這兩天同事見了小美，總是關切地說她臉色不好，問她是不

是有心事。小美自己照鏡子的時候也發現，臉色不再紅潤通透，而是黯淡粗糙缺乏光澤，以至於整個人看起來都無精打采的樣子。小美暗自擔心，臉色這麼差是不是身體有什麼毛病了？

探索面色不好根源

普通人的面色可稱為常色，常色是指人在正常生理狀態時面部的色澤，應是紅黃隱隱，明潤含蓄。但由於體質不同，所處地域不同，有人可能偏紅、偏白或偏黑，這些均屬常色範疇。一般來說，人體內部存在異常或疾病的時候往往會影響到臉色，因此臉色不好可以在很大程度上反映身體的健康狀況。

1. 面色發紅。在日常生活中，正常人很容易出現臉紅現象，如外界氣溫升高、情緒激動、飲酒等均會使人兩頰泛紅，這是面部暫時性皮膚毛細血管擴張的表現。病態的臉紅多見於熱症，尤其是發生高熱時；高血壓也可以表現為紅光滿面；結核病低熱的面紅表現為兩顴部緋紅；風濕性心瓣膜病、肝臟疾病會使兩頰暗紅；糖尿病患者絕大多數有不同程度的臉色發紅現象。

2. 面色發黃。多見於膽道系統感染及阻塞，肝細胞壞死，大量紅細胞被破壞，血中膽紅素含量超常，如膽結石、肝癌、先天性膿血症或某些嚴重的營養代謝障礙性疾病均會出現黃色。除面部發黃外，全身皮膚、黏膜也可見發黃。

3. 面色青紫。面部局限性青紫，是由於皮下淤血而形成的，醫學上稱為紫紺，口唇、耳垂尤為明顯。急性紫紺，因休克、化學藥物中毒、急性肺部感染及窒息等缺氧的情況引起，長期紫紺見於先天性心臟病、肺心病、肺動脈高壓、心衰等。

4. 面色蒼白。面色蒼白是由於面部毛細血管痙攣，局部充血

不足，或因血液中的紅細胞或血紅蛋白含量減少所致，如久病氣血俱虛、胃氣衰敗、驚嚇、劇痛、大出血、嚴重貧血、休克、急性心肌梗塞等症均會導致。

5. 面色發黑。面色發黑多為一些慢性疾病的徵象，如肝臟疾患，尤其是肝硬化時，臉色會顯得黝黑。慢性腎功能不全，慢性心肺功能不全患者，面色也會變黑。此外，長期使用某些藥物，如抗癌藥等，亦會引起不同程度的面色發黑，但停藥後即可恢復常色。

遠離面色不好困擾

防患於未然

多吃各種水果蔬菜、適量海鮮以及全穀類食物，少吃畜肉類，通過飲食從內到外調理身體以減緩肌膚衰老過程，防止面色不良。

保持充足睡眠，減少熬夜，足夠的休息睡眠是改善面色的最好方法。除了每天 8 ～ 9 個小時的睡眠時間之外，也要進行適當運動，根據自己的興趣愛好選擇合適的運動項目鍛煉身體，才能強化體質，改善面色。

食物調理面色不好

1. 栗子燉白菜。生栗子 200 克，白菜 200 克，食鹽、味精各適量。栗子去殼，切成兩半，用鴨湯適量煨至熟透，再放入白菜，加入食鹽、味精，白菜熟後勾芡。

2. 三紅補血益顏粥。紅棗 12 枚，枸杞 30 克，血糯米 50 克，紅糖 30 克。洗淨紅棗、枸杞、血糯米，置於鐵鍋中加清水，先用旺火煮沸，再改用文火煨粥，粥成時加入紅糖，調勻。

每日 1 劑，早晚分別食用 1 次。

　　3. 菠菜豬肝湯。新鮮連根菠菜 200 ～ 300 克，豬肝 150 克。將菠菜洗淨，切段；豬肝切片。鍋內水燒開後，加入生薑絲和少量鹽，再放入豬肝和菠菜，水沸後肝熟，飲湯食肝及菜。

身體健康小叮嚀 ••

　　豆腐蜂蜜面膜。將一塊豆腐搗碎，用紗布濾乾水分。加入 15 克麵粉和 5 克蜂蜜後攪拌均勻，塗於臉上，保留 20 分鐘後洗乾淨。經常使用能令皮膚白皙透明。

••

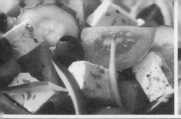
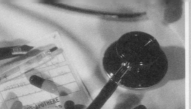
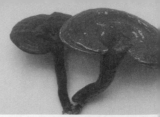

頭 部

睡醒就頭痛

一日之計在於晨，經過一整晚的睡眠休息，早晨起來明明應該神清氣爽精神抖擻才對，這樣才能以充沛的戰鬥力投入到一天的工作學習中去。可是為什麼頭痛欲裂，腦袋像要炸開一樣？難道是睡眠不夠沒睡醒？

探索頭痛根源

頭痛也稱血管性頭痛，是常見的不適症狀中一個十分普遍的現象。誘發頭痛的原因眾多，遇有頭痛、偏頭痛時，除了盡量休息外，還應該全面滌除不良生活習慣，從飲食、睡眠、運動等多方面加以調理，才有助於舒緩不適。

頭痛雖然不算大病，卻能在一定程度上為健康敲響警鐘，有可能你的頭痛代表了身體內部潛藏的某種疾病。

1. 神經衰弱性頭痛。多見於腦力勞動者，他們往往廢寢忘食、夜以繼日地工作，缺乏運動、營養不足、過度疲勞而致大腦不支。因此這部分人常有頭脹、失眠、記憶力下降等表現，並且有未老先衰之感。

2. 高血壓性頭痛。患者常常處在緊張不安的狀態之中，致使

身心憔悴，體力下降，血壓悄悄升高而沒有感覺。如果自覺頭腦不清、頭部隱痛，甚至有時出現昏厥或指尖乏力麻木，這些都是高血壓在作怪。

遠離頭痛困擾

防患於未然

1. 吃正餐與零食之間相隔的時間不應超過五個小時，如果兩次進食相隔時間過久，人體的血糖水準會下降，導致頭部血管擴張，引發頭痛。

2. 減少刺激性飲食。飲酒會導致脫水，紅酒和白蘭地以及起士、巧克力等，均含有導致頭痛的酪胺。吸煙是誘發頭痛的罪魁禍首之一，最好戒除這些不良飲食習慣。

3. 不要長時間坐著。看電腦、電視或看書都會令人體長時間固定在某個位置，以至頭部及頸部肌肉感到疼痛及緊張，故不宜久坐進行工作學習，每隔 40 分鐘便應休息 5 分鐘。

4. 作息定時。睡眠時間太少或太多都會引起頭痛，成年人根據個體情況每天 7 ～ 9 小時的睡眠時間即可。

食物調理頭痛

1. 絲瓜根煮鴨蛋。鮮絲瓜根 150 克，鴨蛋 2 個。將鮮絲瓜根洗淨，與鴨蛋一起放入鍋中加水燉煮，沸騰即可服用。

2. 竹筍粥。熟冬筍 100 克，豬肉末 50 克，粳米 100 克，食用油 25 毫升。先將熟冬筍切成絲，鍋內放油燒熱，下豬肉末煸炒片刻，加入冬筍絲、蔥薑末、鹽、味精，翻炒入味，裝碗備用。粳米加水用文火熬粥，粥將成，把碗中的備料倒入，稍煮片刻即成。每日 2 次，早晚空腹服食。

按摩改善頭痛

可用拇指指尖按揉頭部兩側的太陽穴，或按揉兩側耳根後骨突起的下部凹陷處。另外還可以分別用手從後腦勺髮際邊的正中及中線兩側的兩指寬處，至後頸部頸椎骨下部高骨處和旁邊兩指寬的位置進行揉捏，並以手半握拳，用手指輕叩 5 ～ 15 分鐘。這樣頭痛症狀便會逐漸減輕。

身體健康小叮嚀 ●●●●●●●●●●●●●●●●●●●●●●●●●●●●●●●●●

小心護理眼睛利於緩解頭痛。在微弱的燈光下閱讀太長時間，會加重脆弱的雙眼所承受的壓力，引起頭痛。因此應確保閱讀的環境光線充足，並每隔一段時間便休息一會兒，如果戴眼鏡或隱形眼鏡，便要經常驗眼以確保度數正確。

●●●

起床之後頭好暈

早晨起來翻身下床，突然覺得天旋地轉，頭暈目眩，這是怎麼回事？頭暈是許多人早晨起床之後都會出現的現象，可是卻未引起人們的普遍重視。實際上，這已經說明了身體內部存在一定程度的不良狀況，應該引起必要的警惕。

探索頭暈根源

頭暈分為兩類：一種是旋轉性眩暈，多由前庭神經系統及小腦的功能障礙所致，以傾倒的感覺為主，感到自身晃動或景物旋轉；另一種是一般性暈，多由某些全身性疾病引起，以頭昏的感

覺為主，感到頭重腳輕，在早晨起床時較為明顯。

容易導致頭暈的疾病主要包括以下幾種：

1. 貧血。貧血是導致起床頭暈的常見原因之一，由於這種現象較為普遍，故往往被人們忽視。其實應該加強對貧血症狀的調理養護，避免其進一步地發展惡化。

2. 血黏度高。高血脂、血小板增多症等均會使血黏度高，血流緩慢，造成腦部供血不足，早晨容易發生疲倦、頭暈、乏力等症狀。

3. 腦動脈硬化。由於腦動脈硬化使血管內徑變小，腦內血流下降，產生腦供血、供氧不足，因而引起頭暈現象。

4. 頸椎病或血脂增高。早晨頭暈可能是由於椎骨質增生壓迫頸椎動脈，影響大腦血液供應造成的。另外，人在血液黏度增高時，血流速度減慢，血氧含量下降，以至大腦供血、供氧受到不良影響，而血液黏度的高峰值一般在早晨出現。所以，早晨頭暈、頭昏者有可能患有頸椎病或血脂異常。

5. 高血壓。體內血壓升高也會導致人們經常在早晨睡醒之後出現頭暈現象，還常伴隨頭脹、心慌、煩躁、耳鳴、失眠等不適。

6. 心臟病。冠心病早期各體徵象尚不明顯時，有的人可能會出現早期頭暈的現象。主要是因心臟冠狀動脈發生粥樣硬化，造成供血不足而引起的。

遠離頭暈困擾
食物調理頭暈

1. 雞蛋紅糖。雞蛋 2 個，紅糖 30 克。植物油適量放鍋內燒

熱，將雞蛋和加入少許清水的 30 克紅糖倒入鍋內煎熟。空腹服用，連服 10 天能改善頭暈。

2. 花生牛蹄筋粥。牛蹄筋 80 克，花生米 80 克，糯米 100 克。取牛蹄筋洗淨切成小塊，與花生米和洗淨的糯米一起放入沙鍋，加清水適量煮粥，牛蹄筋爛熟後即可。宜溫熱空腹服食，每日食用 1 次。

按摩改善頭暈

用梳子背沿前額髮際處，依次從右到左向後刮頭皮至後頸部，用力適中。每日早晚各一次，每次 15 ～ 20 下，可有效改善頭暈。

身體健康小叮嚀

咬緊牙關可拉動頭部肌肉，促進頭部血液循環，進而能起到清醒大腦，增強記憶力的功效。反復緊咬牙齒，又能促進唾液分泌。唾液中含有腮腺素，而腮腺素有延緩衰老的作用。所以，經常「咬牙切齒」可使大腦清醒，防治頭暈。

翻來覆去睡不著

到了睡覺時間卻躺在床上輾轉反側怎麼也睡不著。失眠已經成為現代人一個常見的問題，為許多人的工作生活造成了困擾，這也許是你的身體已經向你提出了警告。

探索失眠根源

失眠症是一種現代病，是以失眠為主的睡眠品質低下的狀況，包括難以入睡、睡眠不深、易醒、多夢、早醒、醒後不易再睡、醒後不適、疲乏以及白天困倦等症狀。失眠會引起焦慮、抑鬱等不良心理，並導致精神活動效率下降，妨礙人們的正常生活和工作學習。一般來說，失眠會引發和加重許多疾病，也是多種疾病的表現之一。

引發失眠的疾病包括以下幾種：

1. 中樞神經系統疾病。發熱、疼痛、腦外傷、腫瘤等會引發失眠。

2. 呼吸系統疾病。如慢性支氣管炎、慢性阻塞性肺氣腫、肺部慢性感染等，也是造成失眠的主要原因。

3. 泌尿系統疾病。慢性腎功能衰竭、尿崩症、泌尿系統感染引起的尿頻等，均會引發失眠。

4. 過敏性疾病。皮膚搔癢、鼻阻塞等，使睡眠無法進行，導致失眠。

5. 消化系統疾病。胃及十二指腸潰瘍、腸炎、痢疾、肝炎等都會干擾正常睡眠。

6. 循環系統疾病。心衰、心絞痛、高血壓以及動、靜脈炎等都會引起失眠。

7. 骨骼、肌肉、關節的炎症和疼痛。這些都是臨床上常見的疾病，也能不同程度地引起睡眠障礙。

8. 內分泌系統。糖尿病、經前期緊張綜合症、更年期綜合症等也會引起失眠。

遠離失眠困擾

防患於未然

1. 避免精神高度緊張，保持良好心情。每個人要根據自身特點，安排工作、學習，期望值不要過高。保持輕鬆的精神狀態，有助於預防失眠。

2. 生活盡量保持規律。生活規律對人的健康非常重要，沒有很好的休息，就不能很好地工作。想要有充沛的精力應對競爭，就必須生活規律，保持充足的睡眠。

3. 適當運動，防止失眠。每天早晚可適當運動，如散步、慢跑等，這樣有利於精神放鬆，使人的睡眠中樞工作正常，入睡順利。

4. 飲食要合理。在每天保證三餐的基礎上，晚餐要少吃，避免大魚大肉和辛辣刺激性食物。中醫有句名言：「胃不和，則臥不安。」就是說吃得不舒服會造成失眠，所以晚飯不可吃得過飽，且以吃清淡、易消化食物為好。

5. 晚上泡腳利於睡眠。每晚用溫水泡腳 10 分鐘，並用手按摩腳以促進血液循環，同時可促進睡眠。

6. 睡前避免過度興奮或思慮過度。如睡前不看過於激烈的電影、電視、小說，也不要想過度悲傷的事，使精神放鬆，這樣利於入睡。

食物調理失眠

1. 酸棗仁子粥。將酸棗仁 50 克搗碎，取汁去皮，再用粳米 100 克與其汁煮成粥。每晚睡前食用。

2. 金針瘦肉湯。用金針適量與瘦肉煮成湯。長期食用。

3. 蓮子粉煮粥。取空心蓮子磨成粉，每次取蓮粉 20 克、粳

米 60 克，煮成粥食用。

4. 大棗蔥白湯。用大棗 20 克，蔥白 7 根，加水 300 毫升，煎至 100 毫升，濾渣取汁。睡前飲。

5. 牛奶煮蛋黃。用鮮牛奶 250 毫升、雞蛋黃兩個，煮熟服用。

身體健康小叮嚀 ••••••••••••••••••••••••••••••••

要想擁有好睡眠，有些食物可適量多吃。葵花子含有維生素 B3，能調節腦細胞功能，每晚嗑一把葵花子，有催眠作用。金針可治夜少安寐，晚餐以金針佐膳，能使人熟睡。睡覺前喝一杯熱牛奶，可促進睡眠。蜂蜜有補中養脾、去除心煩作用，每晚用蜂蜜 50 克溫水沖飲，具有良好的利眠作用。

•••

醒來怎麼一身汗

晚上睡得香甜踏實，早晨醒來卻發現渾身大汗，甚至連睡衣、被子都浸濕了，而且睡醒之後昏昏沉沉。難道都是「出汗」惹的禍？

探索盜汗根源

醫學上將睡眠中出汗稱之為「盜汗」。盜汗是中醫的一個病徵名，是指入睡後出汗異常，醒後汗出即止的一種病徵。有盜汗現象的人，有的入睡至半夜出汗，有的剛閉上眼睛一會兒即出汗，出汗量相差懸殊。

盜汗病人的臨床表現可分為輕型、中型和重型三種，根據不同的出汗程度，所採取的防治手段也相應地有所不同。

1. 輕型盜汗。多數在入睡已深，或在清晨 5 時許或在醒前 1～2 小時時汗液易出，汗出量較少，僅在醒後覺得全身或身體某些部位稍有汗濕，醒後則無汗液再度泄出。一般不伴有不舒適的感覺。輕型盜汗者體質較一般人稍有特殊，但並無大礙。

2. 中型盜汗。多數入睡後不久汗液即可泄出，甚則可使身上的衣服濕透，醒後汗即止，擦拭身上的汗液後，再入睡即不再出汗。這種類型的盜汗者常有烘熱感，熱作汗出，醒後有時會有口乾咽燥的感覺。

3. 重型盜汗。汗液極易泄出，入睡後不久或剛閉上眼即將入睡時，即有汗夜大量湧出，汗出後便醒，醒後汗液即馬上收斂。再入睡會再次汗出，且出汗量大，汗液常帶有淡鹹味，或汗出同時混有汗臭。

汗出嚴重者可浸濕被褥，一夜需要數次替換睡衣才能安然入睡，有個別重症盜汗者甚至會使被褥濕透。重型盜汗者常伴有明顯的烘熱感，心情也常煩躁不安，出汗後口乾舌燥，喜歡飲用涼水。平時會伴有低熱或潮熱、五心煩熱、顴紅、頭暈、疲乏不堪、尿色深、尿量少、大便乾燥等現象。

遠離盜汗困擾

防患於未然

應多運動，養成有規律的生活習慣。在飲食方面，要摸索出於自己體質有利或有弊的飲食宜忌規律，進行最適合自己的飲食調養。如屬陰虛、血熱及陰虛火旺的人，就應禁食辛辣動火食

物，切勿飲酒，並多吃一些有滋陰清熱功能的新鮮蔬菜等。對於體質較弱的人，可多吃些滋陰補益的食物，如大棗、黑豆、核桃、黑芝麻、桂圓等；多吃新鮮水果蔬菜，少食辛辣食品；保持心情舒暢。

在條件允許時，適當調節一下居住環境的溫度與濕度，如陰虛血熱者的居住環境就應稍偏涼一些等。

食物調理盜汗

1. 糯米煲豬肚。每次用糯米 500 克，豬肚 1 個。把米放入豬肚內，用線紮緊，加水適量，共煲 1 小時，調味後喝湯；再將糯米曬乾搗碎，分 10 次煮粥食用。每天 1 次。有補中益氣、劍陰止汗等功效。

2. 韭菜炒鮮蝦。韭菜 150 克，鮮蝦 250 克，食鹽、味精各適量。將鮮蝦去殼，韭菜洗淨切段，一起放入燒熱的油鍋中急火共炒，熟後，加鹽調味食用。每天 1 次。有補虛助陽、固泄止汗等功效。

身體健康小叮嚀 ⋯⋯⋯⋯⋯⋯⋯⋯⋯⋯⋯⋯⋯⋯⋯

雖然不同程度的盜汗者需採取不同的調理方法，但日常使用的被褥、睡衣等，還是應該經常清洗晾曬，以保持乾燥。經常洗澡，加強個人衛生的保持，以減少汗液對皮膚的刺激，這是盜汗者應該維持的良好習慣之一。

心情一直很低落

最近的心情一直很低落，整天無精打采萎靡不振的，下班後的聚會活動懶得參加，朋友間的娛樂互動也毫無興趣，工作熱情更是一落千丈，總之做什麼都提不起興趣，甚至覺得前途無望，人生渺茫……

抑鬱的危害

抑鬱是一種現代人經常會出現的負面情緒，許多人以為這僅僅是各種情緒狀態中正常的一種。殊不知，抑鬱會對健康造成極大危害，對此不可掉以輕心。

1. 抑鬱會引起肝鬱氣滯，血液流速降低，造成血瘀。同時會增加心臟負荷，出現心悸失眠、四肢無力等症狀，嚴重者甚至會出現心絞痛。

2. 精神抑鬱容易導致人體血糖水準升高。專家認為，精神抑鬱引起心血管疾病的風險程度，可以與其他傳統危險因素相比較。在抑鬱情緒的影響下，人體胃腸的消化與排空活動明顯減緩，結腸運動也受到抑制。據統計，結腸功能紊亂患者中50%以上伴有抑鬱。

3. 抑鬱情緒會使人思維困難，腦力活動的效率明顯下降。

4. 抑鬱情緒導致思維消極。常帶著悲觀、自責、自卑……等負面情緒，猶如帶著有色眼鏡看世界，感到任何事情都困難重重，對前途悲觀絕望。

5. 抑鬱導致精神運動性阻滯。典型表現是行動遲緩，精力減退，缺乏興趣和活力，總感到心有餘力不足，家務和日常活動都

懶得去做，整天無精打采、身心疲憊，對周圍一切事情都不感興趣，對工作沒有一點兒熱情，平素衣著整潔的人也變得不修邊幅。

6. 抑鬱導致身體不適。主要包括食欲減退、體重下降、性欲減退、便秘、陽痿、閉經、乏力等。軀體不適感可涉及各臟器，自主神經功能失調的症狀較常見。

7. 抑鬱導致睡眠障礙。有抑鬱情緒的人常有頑固性睡眠障礙，發生率高達 98%，表現為失眠、入睡困難、早醒、睡眠節律紊亂、睡眠品質差等。

遠離抑鬱困擾

防患於未然

1. 建立信心。對生活中偶爾出現抑鬱情緒，不必過分憂慮，相信自己的身體自然會調節適應。人的身心彈性甚大，建立起對自己的信心，對生活充滿希望和熱情，勇於面對未知的挑戰，保持積極健康的精神狀態，就能避免抑鬱侵襲。

2. 安排規律生活。避免抑鬱的最有效方法，是使生活起居規律化，養成定時就寢與定時起床的習慣，從而建立自己的生理時鐘。有時因必要而晚睡，早晨仍然要按時起床；遇有週末假期，避免睡懶覺。睡眠不能貯存，睡多了無用。

食物調理抑鬱

1. 百合糖水湯。百合 100 克，加清水 500 毫升，用文火煮至熟爛後加糖適量。分兩次服食。

2. 甘麥大棗湯。浮小麥 60 克，甘草 20 克，大棗 15 枚。先將浮小麥、大棗淘洗浸泡，入甘草同煎煮，待浮小麥、大棗熟後

去掉甘草和浮小麥。分兩次吃棗喝湯。

3. 丹參冰糖水。丹參 30 克，加水 300 毫升，用小火煎 20 分鐘，去渣，加冰糖適量再稍煮片刻。分兩次服用。

4. 茶葉加酸棗仁。每天早晨 8 時以前，取綠茶 15 克用開水沖泡兩次，飲服，8 點以後不再飲茶。同時將酸棗仁炒熟後研成粉末，每晚臨睡前取 10 克用開水沖服。連續服用 3 ～ 5 天。

身體健康小叮嚀

有些食物有助於保持身心理平衡，因為它們含有抗抑鬱功效的營養物質，適量增加這類食物的攝入，就會逐漸變得心情開朗，遠離抑鬱。一般來説，深水魚、香蕉、葡萄柚、菠菜、櫻桃、大蒜、南瓜、牛奶、雞肉以及全麥麵包等都能夠抵抗抑鬱，可適當多吃。

丟三落四記不住

走出家門才驚覺又忘記帶鑰匙了，到了公司經同事提醒，才想起來下午要簽訂的合同沒有帶……天啊，最近總是丟三落四，無端給自己和周圍的人製造了許多麻煩出來。這是怎麼回事，難道腦子「生鏽」了？

探索健忘根源

健忘是指記憶力減退，遇事善忘的一種現象，包括以下三種情況，根據誘發因素和症狀程度的不同，其反應的狀況也分別有所不同。

1. 器質性健忘。是由於大腦皮層記憶神經出了毛病，包括腦腫瘤、腦外傷、腦炎等，造成記憶力減退或喪失；或者某些全身性嚴重疾病，如內分泌功能障礙、營養不良、慢性中毒等，也會損害大腦造成健忘。

同時，隨著年齡的增長，大腦本身也會發生一定程度的退行性變化，或者由於腦部動脈逐漸硬化而導致腦功能衰退。

2. 功能性障礙健忘。如強迫症、憂鬱症等也是引起健忘的主要原因。

3. 過度飲酒。長期飲酒會對人體神經造成巨大毒害，其中的顯著表現就是記憶力下降，經常健忘。

4. 精神緊張。現代生活的快節奏、工作的高強度以及競爭的激烈程度導致了現代人普遍壓力過大，精神長期處在緊張狀態，而這種超負荷的精神壓力反映在身體上就是健忘。雖然從嚴格意義上講這並不是一種疾病，但其具有兩面性，一方面可以通過調整恢復正常，一方面也可以惡化加重，發展成為抑鬱症或引發其他疾病。

遠離健忘困擾
防患於未然

對付器質性健忘，如果是由於疾病引起的，應及時治療，或加強思維和多多運動。加強思維活動就是多動腦子，多分析問題，可防止大腦遲鈍，使大腦皮層的記憶神經永保青春；多運動可使大腦有足夠的血液供應，有助於記憶。

勤於用腦，「用進廢退」是生物界發展的一條普遍規律，大腦亦是如此。勤奮的工作和學習往往可以使人的記憶力保持良好

的狀態。對新事物要保持濃厚的興趣，敢於挑戰。中老年人經常看新聞、電視、電影，聽音樂，特別是下象棋、圍棋，可以使大腦精力集中，腦細胞會處於活躍狀態，從而減緩衰老。此外，適當地有意識記一些東西對記憶力也很有幫助。

保持良好情緒也有利於神經系統與各器官、系統的協調統一，使身體的生理代謝處於最佳狀態，從而回饋性地增強大腦細胞的活力，對提高記憶力頗有裨益。

而經常運動能調節和改善大腦的興奮與抑制過程，促進腦細胞代謝，使大腦功能得以充分發揮，延緩大腦老化。

大腦中一貫存在著管理時間的神經中樞，即所謂的生物鐘，工作、學習、活動、娛樂以及飲食要有一定的規律，以免造成生物鐘的紊亂、失調。尤其要保持睡眠的品質和時間，睡眠可使腦細胞處於抑制狀態，使消耗的能量得到補充。

另外，摸索一些適合自己的記憶方法，像是將一定要記住的事情寫在筆記本上或寫在便條紙上，外出購物或出差時列一個單子，將必須處理的事情寫在日曆上……都是一些可取的記憶方法。除此之外，聯想、歸類也都是一些良好的記憶習慣。

身體健康小叮嚀

從飲食方面來講，造成記憶力低下的元兇是甜食和鹹食，而多吃維生素、礦物質、纖維質豐富的蔬菜水果可以提高記憶力。菠菜、葡萄、三文魚、糙米、杏仁、核桃、大蒜、橄欖油均為理想的健腦食物，建議適當多食用。深色蔬菜和新鮮水果也含有豐富的營養物質，對於大腦健康非常有利。

易怒不能自制

　　最近的情緒頗有些喜怒無常，不受控制，雞毛蒜皮的小事都能讓自己大動肝火。雖然事後往往會感到歉疚，但下次遇到類似的情況時又控制不住自己的情緒了，脾氣就像炸彈，點火就著。這是怎麼回事？

探索易怒根源

　　生活中，有些人很容易發怒，周圍的人都知道此人「脾氣暴躁」，卻很少人想到這種情況有可能是一種不良精神狀態。中醫認為，容易發怒為「善怒」，指無故性情急躁、易於發怒、不能自制的症狀，又稱「喜怒」、「易怒」。衝動易怒並非是一般意義上的性格類型，而是一種負面精神狀態。

　　從生理因素方面出發，易怒是由與血液中調節情緒、控制行為有關的化學物質不足引起的，與先天的遺傳以及後天的飲食習慣等有關。

　　從環境方面因素來說，易怒與氣候、雜訊、污染等有關，長期在炎熱、噪音和污染嚴重的環境中生活，會導致情緒急躁，易發脾氣。

遠離易怒困擾

防患於未然

　　培養寬闊的胸懷、良好的心態、正確的思維方法，提高理性控制的能力；對人要寬容大度，將心比心；遇到不平事時，也應心平氣和，冷靜地、不抱成見地剖析情況，而不應迅速地做出帶

有情緒化的回應。

發現自己要發怒時，可以通過自身的調節而平息怒氣。當情緒特別激動時，應該通過理智消解、轉移注意力等方法來消除怒氣，使心情得以平靜。

當氣憤的情緒即將爆發時，要有意識地控制自己，提醒自己保持理性。進行自我暗示：「別發火，發火會傷身體。」做到控制情緒，逐漸建立起較好的個人涵養。

勇於承認自己愛發脾氣，求得他人幫助也是一個不錯的方法，如果周圍的人能經常提醒、監督自己，即能逐漸克制情緒。

食物調理易怒情緒

1. 蓮子羹。蓮子 30 克，梔子 15 克，冰糖適量。水煎，吃蓮子喝湯。可以清除火氣，消除怒氣。

2. 豬肝菊花湯。豬肝 1 付，菊花 30 克。將菊花用紗布包好，與洗淨切片的豬肝一起放入鍋中，加入適量清水共煮。肝熟後吃肝喝湯即可。

3. 川貝雪梨羹。川貝母 10 克，雪梨 2 個，冰糖適量。川貝母搗碎成末，梨削皮切塊，加入冰糖和清水適量燉煮。熟後食用。

4. 豬腰枸杞湯。豬腰 2 只，枸杞子、山萸肉各 15 克。將材料一起放入沙鍋中煮至豬腰熟，加少許食鹽。吃豬腰喝湯即可。

身體健康小叮嚀 ••••••••••••••••••••••••••••

當遇到讓人生氣的事，快要發脾氣的時候，可以稍微克制一下，告訴自己 3 分鐘以後再發脾氣。待 3 分鐘過去後，衝動的頭腦也冷靜下來了，時間長了脾氣會自然而然有所減小。

另外還有一個方法，當自覺馬上要發脾氣的時候，可以找個鏡子看著鏡子中的你，常看到鏡子中「面目猙獰」、滿臉通紅的自己時，相信你會感覺到發脾氣是一件多麼可怕的事，怒氣也就隨之消減了。

掉髮嚴重怎麼辦

早晨起來睡眼惺忪，收拾床鋪的時候突然發現：枕頭上布滿了長短不一的細碎頭髮。這些難道都是我掉的嗎？難以置信的同時又不得不面對這個事實。是什麼原因導致脫髮如此嚴重？長此以往，頭髮會不會掉光啊！

探索脫髮根源

脫髮有生理性及病理性之分。生理性脫髮指頭髮正常的脫落。病理性脫髮是指頭髮異常或過度的脫落，其原因很多，在一定程度上暗示了身體內部發生的變化。

1. 血熱風燥引起脫髮。體內血熱偏勝，陰血耗傷，不足以濡養毛根就會導致毛根乾涸，引起脫髮。

2. 脾胃濕熱引起脫髮。脾胃虛弱，運化無力，如果日常偏重肥甘厚味的飲食，更會傷胃損脾，致使濕熱上揚至頭部，侵蝕髮根，髮根漸被腐蝕，頭髮就會黏膩枯萎而脫落。

3. 腎氣虧損引起脫髮。腎虧是腎虛、腎氣虛的俗稱。腎藏精，腎虛以腎精不足為主要症狀。中醫認為，腎氣充沛，就會擁有粗壯光亮的毛髮。腎氣虧損，就會導致頭髮脫落。

4. 營養失調引起脫髮。人體的毛髮對於營養供應是否充足反

應最敏感，長期偏食、營養比例失調甚至營養素攝取不足會反映到毛髮的生長狀態上。體內營養不良的常見表現即是脫髮。

5. 精神壓力引起脫髮。社會、工作、家庭及自身過高的要求都會加大現代人的壓力，引起睡眠不足，從而使腦神經長期處於過度緊張狀態、頭髮毛細血管持續收縮，使得毛囊營養供應不足導致脫髮。

6. 激素分泌異常。女性一般在產後、更年期和因病服用一些藥物時，引起激素分泌異常也會導致脫髮。

7. 貧血引起脫髮。如身體發生缺鐵性貧血時，即可表現為頭髮乾燥、脫髮等，有時脫髮甚至可能是貧血的唯一症狀。貧血引起的脫髮嚴重者可表現為整個頭頂毛髮稀疏。

遠離脫髮困擾

防患於未然

1. 抽煙會影響頭髮的正常生長，應下決心戒煙。

2. 多吃蔬菜與水果，可預防便秘引起的脫髮。

3. 保持樂觀的精神狀態，良好的心情有助於預防脫髮。

4. 飲酒會使頭皮產生熱氣和濕氣，引起脫髮，宜加節制。

5. 使用對皮膚和頭髮都無刺激作用的弱酸性洗髮產品等。

6. 用膠木、黃楊木和牛角梳子梳頭。

7. 使用吹風機，要與頭髮保持 20 公分的距離。

8. 戴帽子要注意頭部通風和透氣。

9. 適當調節空氣，過乾、過濕均不利於頭髮的生長。

按摩改善脫髮

雙手放在頭頂，用食指和中指在頭皮上劃小圓圈按摩頭皮，

依前額、後頸、兩顳部次序按摩，每天 1 ～ 2 次，每次 10 ～ 15 分鐘，防治脫髮的效果非常良好。

身體健康小叮嚀

在洗髮水中加少許白蘭地酒，邊洗邊按摩頭皮，長期如此，可使頭髮不再脫落。另外，將 10 克尖頭小辣椒切成細絲，用 50 克酒浸泡 10 天，濾渣取汁，用棉花蘸擦頭皮，能促進毛髮再生。

為什麼會頭皮發癢

明明洗頭很勤快，可頭皮還是搔癢難耐，總是忍不住去使勁撓呀撓，沒想到越撓情況越嚴重，簡直讓人難以忍受，恨不得抓破頭皮。這到底是怎麼回事？

探索頭皮搔癢根源

頭皮搔癢是容易出現的頭髮常見問題之一。頭皮搔癢除了是因頭髮養護不當所造成外，往往也預示著頭部及身體出現了一定程度的異常狀況。

1. 接觸性皮炎。如果你有接觸性皮炎，頭皮會紅腫並且發癢；如果這種情況變成慢性，也可能有小瘡或者易剝脫的片狀物。

2. 血液循環差。血液循環水準下降，也會出現頭皮癢的現象。

3. 體內濕熱鬱結。體內濕熱鬱結，上行至頭部，也會導致頭

皮搔癢不止。

4. 精神焦慮。頭皮癢的症狀還可能由於一個人常處於精神緊張狀態，受情感困擾所致。尤其是焦躁情緒引起的心理異常往往是病變的禍根。

遠離頭皮搔癢困擾

中藥調理頭皮搔癢

生地、生石膏、白茅根各 30 克，元參、知母、白芍、牛蒡子、荊芥、防風各 9 克，銀花 15 克，升麻 3 克，甘草 6 克。以上藥物一起放入鍋中，加水煎服。每日 1 劑，分 2 ～ 3 次服。

身體健康小叮嚀 ··

洗頭時不要將洗髮乳直接倒在頭上，由於未起泡沫的洗髮乳會對頭皮造成刺激，導致搔癢出現；應將洗髮乳先倒在手中加少許清水，充分揉搓出豐富的泡沫後再搽在頭髮上。

洗完頭後最好用溫水沖洗，水溫過熱會刺激頭皮油脂分泌，增加頭皮搔癢的誘發因素；水溫過涼會令毛孔收縮，髮內的污垢不能全部清洗掉，引起和進一步加重搔癢，因此用約 20℃的溫水充分沖洗頭髮即可。

··

啊！居然有白髮

不經意間，發現自己居然有了幾絲白髮，這點點銀絲在滿頭黑髮中時隱時現，卻分外明顯。自己明明正當壯年，血氣方剛，

怎麼會有白頭髮？

探索白髮根源

　　白髮並非老年人才會有，不少年輕人也受此困擾，而大多數人在發現自己有白髮之後，都並未深究原因，只想快點拔掉以免影響美觀。實際上，白髮對人體內部的健康狀況有所反映，應該予以重視。

　　白髮可分為先天性和後天性兩種。先天性白髮往往有家族史，以局限性白髮較常見。後天性白髮則由人體內部的異常變化所致，主要可見於以下三個方面：

　　1. 精神因素。精神緊張、憂愁傷感、焦慮不安、恐慌驚嚇等都是造成白髮的原因。現代醫學認為，不良的精神因素，會造成供應毛髮營養的血管發生痙攣，使毛乳頭、毛球部的色素細胞分泌黑色素的功能發生障礙，影響黑色素顆粒的形成和運送。

　　2. 營養失調。蛋白質缺乏會使毛髮色素減退，變為灰色或白色，缺少必需的脂肪酸，也會使髮色變淡。

　　3. 患慢性疾病。一些人患有惡性貧血、心血管疾病、胃腸功能疾病、糖尿病、甲狀腺功能亢進、肺結核、傷寒、內分泌障礙等，毛髮色素也會減退，變為褐色、灰色或白色。這是因為疾病破壞或干擾了毛乳頭、毛球色素細胞的生長發育，使它失去分泌黑色素的能力，阻礙了黑色素顆粒的形成。

遠離白髮困擾
防患於未然

　　1. 保持良好的心理狀態。應該學會心理保健和調節方法，既

要會工作會學習，也要會調節會娛樂，勞逸結合，力求保持心情舒暢，避免精神危機。心理上的相對平衡對於防止早生白髮至關重要。

2. 講究飲食品質。多吃一些富含優質蛋白、微量元素和維生素的食物，可選擇鮮魚、牛奶、動物肝腎、黑芝麻、海藻類、新鮮蔬菜和水果等。

3. 勤梳頭。勤梳頭可防止頭髮變白，這是很合乎科學道理的。勤於梳頭，既能保持頭皮和頭髮的清潔，又能加速血液循環，增加毛乳頭的營養，從而達到防止頭髮變白的效果。

按摩改善白髮

頭皮按摩法對血液循環有很好的促進作用，可使頭髮得到滋潤，使白髮重新變黑。在早晨起床後和臨睡前用食指與中指在頭皮上畫小圓圈，並揉搓頭皮，先從額部經頭頂到後枕部，再從額部經兩側太陽穴到枕部。每次按摩 1 ～ 2 分鐘，每分鐘來回揉搓 30 ～ 40 次，以後逐漸增加到 5 ～ 10 分鐘。這種按摩可加速毛囊局部的血液循環，使毛乳頭得到充足的血液供應，有利於分泌黑色素和使頭髮變黑。

身體健康小叮嚀

糯米泔水發酵搓洗法。將淘糯米濾下的泔水，瀝取底層沉澱物質存放 3 日，待其發酵變酸後，用其擦搓頭髮，後清洗乾淨。每日 1 次。經久使用，能促使白髮變黑，而且具有潤髮、使頭髮烏黑發亮的功效。

頭髮枯黃黯淡像雜草

擁有一頭烏黑健康的頭髮是每個人的夢想，然而許多人卻往往沮喪地發現，自己的頭髮如此枯黃黯淡，缺乏光澤，就像一堆乾枯的雜草一樣。這樣的頭髮使外形大打折扣，同時也預示著人體內部的健康狀況存在一定問題。

探索髮枯根源

頭髮乾枯與人體內臟的功能密切相關。人體內氣血不足，內臟功能失調等，都會使頭髮失去濡養，導致頭髮乾枯。

1. 營養不良性黃髮。主要是高度營養不良引起的，應注意調配飲食，改善身體的營養狀態。

2. 酸性體質黃髮。與血液中酸性毒素增多或過度勞累及過食甜食、脂肪有關。

3. 缺銅性黃髮。在頭髮生成黑色素過程中缺乏一種重要的含有銅的物質「酪氨酸酶」。體內銅缺乏會影響這種酶的活性，使頭髮變黃。

4. 輻射性黃髮。長期受射線輻射，如從事電腦、雷達以及 X 光等工作而出現頭髮發黃。應注意補充富含維生素 A 的食物。

5. 功能性黃髮。主要原因是精神創傷、勞累、季節性內分泌失調、藥物和化學物品刺激等導致身體內黑色素原和黑色素細胞生成障礙。

6. 病原性黃髮。因患有某些疾病，如缺鐵性貧血和大病初癒時，都會使頭髮由黑變黃。

遠離髮枯困擾

防患於未然

1. 注意合理的飲食營養。常食富含蛋白質和維生素 A 和 B 的食物，如核桃、芝麻、大棗、胡蘿蔔、青椒、菠菜、韭菜、油菜等。多吃水果，如橘子、柿子、甜杏和動物肝臟、蛋黃、魚類等。海帶、紫菜等含碘豐富的食品對於滋養頭髮也大有好處。少吃糖及脂肪類食物。

2. 維持頭髮清潔。常清潔頭髮，減少大氣污染對頭髮的損害，不用鹼性過強的洗髮精洗頭，洗髮後使用護法產品滋潤頭髮。減少燙髮、染髮的頻率，一年最多 2 次。當髮質狀況較差時，禁止燙髮、染髮。若使用吹風機，溫度要盡量低，吹的時間盡量縮短。

3. 常梳頭。每天用梳子將頭髮梳理整齊，使油脂均勻分布於整根頭髮。最好別用塑膠梳梳理頭髮，而是採用木梳或骨製梳。夏季注意頭髮防曬，防止紫外線對頭髮的傷害。

按摩改善髮枯

1. 指梳頭髮。兩手五指微曲，以十指指端從前髮際起，經頭頂向後髮際推進。反復 20 ～ 40 次。

2. 按壓頭皮。兩手手指自然張開，用指端從額前開始，沿頭部正中按壓頭皮至枕後髮際，然後按壓頭頂兩側頭皮，直至整個頭部。按壓時頭皮有腫脹感，每次按 2 ～ 3 分鐘。

3. 提拉頭髮。兩手抓滿頭髮，輕輕用力向上提拉，直至全部頭髮都提拉 1 次。時間 2 ～ 3 分鐘。

4. 乾洗頭髮。用兩手手指摩擦整個頭部的頭髮，如洗頭狀，約 2 ～ 3 分鐘。

5. 拍打頭皮。雙手四指併攏，輕輕拍打整個頭部的頭皮 1 ～
2 分鐘。

頭髮缺了一塊

突然發現自己最近開始掉頭髮，起初只是掉了一點，後來發現越掉越多，並且掉髮面積日益擴大，眼看頭頂上的頭髮已經明顯禿了一塊，沒辦法，只好戴帽子來加以掩飾。這種形象，真是讓人懊惱又自卑。

探索斑禿根源

斑禿是給人們造成極大困擾和心理負擔的體表異常現象之一，其說明了人體可能存在的多種不良狀況。

1. 精神因素引起斑禿。大多數學者認為，斑禿是由於憂慮或精神刺激、環境的變化所致。

2. 神經因素引起斑禿。中樞神經障礙會引起斑禿現象，由於腦震盪或腦部有外傷後，可能傷及神經，就會引起或加重局部掉髮，出現斑禿。

3. 內分泌異常。甲狀腺疾患合併斑禿者特別多，其中與甲狀腺功能亢進的關係更為密切。妊娠期女性的斑禿往往會自癒，但在分娩後脫髮又會復發，這與激素有關。

4. 免疫功能低下引起斑禿。一些因免疫系統障礙而致的疾病，如尋常性白斑、糖尿病、惡性貧血、紅斑狼瘡、潰瘍性結腸炎、特發性甲狀腺功能低下等病，常伴有斑禿的情況發生。

5. 頭皮血液供應循環不良。有人指出，如果顱骨與頭皮匹配

不當，頭皮過於緊張，會引起局部血流不暢，致使毛髮因營養供給不足而易脫落，從額部髮際到頭頂部易脫髮。

遠離斑禿困擾

防患於未然

1. 作息正常。生活作息應有大致的規律性，在日常生活中盡量保持情緒的穩定，忌焦躁、憂慮。同時應保持充足的睡眠，忌疲勞過度。

2. 慎選梳子。不用尼龍梳子和頭刷，因尼龍梳子和頭刷易產生靜電，會給頭髮和頭皮帶來不良刺激。最理想的是選用黃楊木梳，既能去除頭屑，增加頭髮光澤，又能按摩頭皮，促進血液循環。

3. 不用脫脂性強或鹼性洗髮劑。這類洗髮劑易使頭髮乾燥頭皮壞死。應選用對頭皮和頭髮無刺激性的無酸性天然洗髮劑，或根據自己的髮質選用合適的種類。

4. 燙髮吹風要慎重。吹風機吹出的熱風溫度達 100 度，會破壞毛髮組織，損傷頭皮，因此要避免長時間使用。燙髮次數也不宜過多，燙髮液對頭髮的影響也較大，次數多了會使頭髮髮絲「大傷元氣」，因此也應減少燙染頭髮。

5. 多食蔬菜，防止便秘。要多吃穀物，水果。如蔬菜攝入減少，易引起便秘而使體內毒素增多，降低血液品質，影響頭髮品質。得了痔瘡還會加速頭頂部的脫髮。

6. 注意帽子的通風。頭髮不耐悶熱，戴帽子會使頭髮長時間不透氣，容易「悶壞」頭髮。尤其是髮際處受帽子壓迫的毛孔肌肉易鬆弛，引起脫髮。如果要戴，可墊上空心帽襯或增加小孔

等。

中藥調理斑禿

1. 滋補肝腎方。熟地、當歸、巴戟肉、肉蓯蓉、熟女貞、桑葚子、羌活、赤勺、白勺、丹參各 12 克，川芎、荊芥各 10 克。以上材料一起放入鍋中加水煎煮，去渣取汁，每日 1 劑，早晚分服。

2. 養陰涼血方。生地、女貞子、澤瀉、山楂、黃岑、白芷、桑葉各 9 克，首烏、旱蓮草各 24 克，龍膽草、黃柏各 6 克，丹皮 12 克。以上材料一起放入鍋中加水煎煮，去渣取汁，每口 1 劑，早晚分服。

身體健康小叮嚀 ••

生薑切片，搓擦脫髮處皮膚，每日 1～2 次，每次 4～5 分鐘，使頭皮發熱，如此能促進新髮生長。或者使用大蒜外擦也可。大蒜味辛、性溫，具有除風、破冷、鎮靜、止癢等作用，富含植物揮發油，有興奮神經、刺激血液循環及發汗作用，常擦塗頭皮表面也能促進頭髮生長。

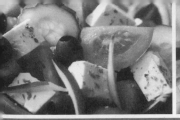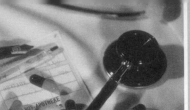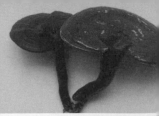

眼 睛

睡醒發現眼屎過多

　　早晨起來想睜眼，卻尷尬地發現雙眼被黏住了，原來是太多的眼屎在作怪。稍微用力想要睜開，睫毛被拉拽得生疼，無奈只得勉強睜開一條縫隙，爬起身來趕緊用清水沖洗乾淨。為什麼早晨眼睛周圍會布滿眼屎？

探索眼屎增多根源

　　正常人在晨起或早晨洗臉時，會發現在眼角處有極少量的分泌物存在，這與夜間睡覺時眼瞼運動降低，淚液分泌減少，排出遲緩有關。

　　正常人的眼分泌物主要來自淚腺、瞼板腺、眼表細胞分泌的黏液及脫落的眼表上皮細胞等。大多為透明或淡白色，平常不易察覺。這些分泌物，就是人們常說的「眼屎」，與不少眼科疾病關係密切。因此，通過對眼分泌物的觀察，可以幫助人們早期發現某些眼科疾病。

　　根據分泌物的黏稠度、顏色等性質，可以將其分為水樣、黏性、黏膿性、膿性、血性分泌物等。不同性質的分泌物有助於初步判斷眼部疾病的大概性質，以便採取相應的治療措施。

1. 水樣分泌物。為稀薄稍帶黏性的水樣液體，這種分泌物增多往往提示病毒性角結膜炎、早期淚道阻塞、眼表異物、輕微外傷等。如有內眥贅皮、倒睫、瞼內翻、瞼外翻等，就會引起水樣分泌物增多。

2. 黏性分泌物。常出現在乾眼症和急性過敏性結膜炎病人身上，常表現為黏稠白色絲狀物質，與常用的膠水性狀十分相似，可能還會伴有異物感、眼癢等症狀。尤其過敏性結膜炎患者，清晨醒來時，眼屎甚至可以從眼睛裡拉出絲來，這就是黏性分泌物。

3. 黏膿性分泌物。是較為黏稠的略帶淡黃色的物質，這類分泌物增多，應考慮慢性過敏性結膜炎、沙眼的可能。

4. 膿性分泌物。膿性分泌物的出現代表可能有細菌的感染，須及時到醫院就診。新生兒出生 3 ～ 4 天內，如果雙眼發現大量膿性分泌物，有高度可能是淋球菌性結膜炎，俗稱「膿漏眼」。化膿性淚囊炎的患者，也常出現膿性分泌物，一般集中在內眼角。

5. 血性分泌物。如果發現眼分泌物呈淡粉色或明顯的血紅色，應該考慮眼睛外傷。眼分泌物呈淡粉或略帶血色，應考慮急性病毒性感染。

遠離眼屎增多困擾

防患於未然

注意室內溫度和濕度的調節，注意保持通風良好，讓眼睛接觸到乾淨新鮮濕潤適宜的空氣環境。

通常長時間用眼不休息，眼睛的分泌就會增多，幾個小時後

就會在眼角積聚眼屎。所以平時應該注意不要讓眼睛過度疲累。每隔一段時間，可以用手指輕輕撫摸一下眼角，看看有沒有積聚眼屎，如果有的話，可以用衛生紙將其擦掉，保持眼部周圍的清潔。

　　平時注意飲食，不吃辛辣燥熱的食物，保持足夠的飲水，都有助於減少眼屎的產生。

身體健康小叮嚀

　　菊花茶能呵護眼睛。菊花有保護眼睛的作用，其對治療眼睛疲勞、乾澀腫脹、眼屎增多等都有很好的調理作用。喝菊花茶方法非常簡單，只要將適量菊花沖入熱水悶泡或者煎煮來喝就可以。平時可以定時泡一兩杯菊花茶喝，能達到眼睛保健的作用，如果每天喝三到四杯菊花茶，對保護眼睛很有幫助。

眼前突然發黑

　　絕大多數人都會有這樣的經驗：蹲久了再猛地站起來，便會感到頭暈眼黑，金星亂冒。出現這種現象的背後難道有什麼疾病嗎？眼前發黑的一剎那，身體突然不受控制，雖然馬上就會得到好轉，但還是讓人心生懼怕。

探索眼前發黑根源

　　起床的動作太猛或者久蹲之後猛地站起來眼前會發黑，這是大多數人都遇過的現象。除此之外，有些人也會偶爾或時常眼前

發黑，這到底說明什麼情況呢？

1. 血壓變化。眼前發黑大多是一種正常的生理反應，是由於一個人突然改變姿勢引起低血壓所致。當人蹲著時腰和腿都是曲折的，血液不能上下暢通。如果此時猛地站起來，血液便快速向下流去，造成上身局部缺血。

但腦子和眼睛對氧氣和養料的要求特別嚴格，來不得半點鬆懈，短暫的供應不足，也會使它們的工作發生故障，因而會有眼前發黑、天旋地轉的感覺。

如果身體本身就虛弱，情況會更嚴重些。不過，出現這種狀況不用驚慌，不必去醫院；只是頭部供血不足，心臟會馬上加緊工作，把血液輸送上去，用不了多久，人體就會恢復正常了。

2. 運動性暈厥。參加運動時精神過於激動或久立久蹲突然起動，出現全身發軟、頭昏、眼前發黑，甚至昏厥，為休克前驅症狀，此時應立即停止運動，適當休息一會兒可自然恢復。

3. 腦血管疾病。視覺器官的血液主要由頸內動脈系統和大腦後動脈供應。如果大腦後動脈栓塞，往往會出現一時性視力低下的現象，即眼前發黑。這就說明腦血管疾病發作了，應及時就診。

4. 其他因素。人在受到突然的感情打擊、極度饑餓的情況下，也會出現眼前發黑的情況。

遠離眼前發黑困擾
防患於未然

一般情況下，從蹲著、躺著或坐著等姿態起身時動作不要太猛，盡可能緩慢一些，讓血液不要向下流動得過猛，心臟供血就

能跟上，就可以避免眼前發黑。

在日常生活中，應多讓雙眼休息，抽出時間為雙眼做按摩。採取輕鬆坐姿，看一會兒螢幕，眨一眨眼睛，保護眼睛敏感面。不要長時間地盯著螢幕，兩個小時後就該休息一會兒，遠眺一番，或閉目養神約 10 分鐘。

食物調理眼前發黑

1. 紅棗雞。紅棗 15 枚去核，栗子 150 克，淨雞 1 只。雞切成塊狀，大火煸炒，後加少許食鹽，煮至八成熟，加紅棗、栗子燜熟食之。

2. 菊花粥。粳米 100 克煮粥，將熟時，加入菊花粉適量白糖調味食用。

身體健康小叮嚀

有些人飯後也會出現眼前發黑的現象，這是由於人進食後肌體為了保證食物的消化，體內血液出現重新分配，腹部血管擴張充血，腦部血液供應減少。因此容易出現眼前發黑、頭暈等現象，此時不要進行劇烈運動，應該休息半小時，然後再活動。

眼睛乾澀不舒服

常常連續幾個小時對著電腦，眼睛一眨都不眨，這是多數現代人普遍的工作狀態。下班回家之後，許多人也毫不放鬆，繼續上網流覽網頁或沉迷於線上遊戲。長此以往，眼睛終於感到了異常，經常覺得乾乾的。沒有水分的眼睛好難受，怎麼辦？

探索眼睛乾澀根源

　　長期坐在電腦前或者處於空調環境中，人們會感到眼睛發澀，這都是眼睛乾澀症的症狀。國外眼科專家近日就此對人們提出警告，應當重視這一疾病，否則長期持續下去容易對眼睛造成傷害、甚至失明。

　　醫學家介紹說，眼睛有燒灼感，或者發生紅腫以及感覺眼內有異物等，都是眼睛乾澀症的症狀。有意識地流淚可以緩解這一症狀，但並非治療良方。

　　醫學家告誡說，由於通常情況下這種疾病的症狀並不嚴重，人們往往並不在意。但研究表明，眼睛長期乾澀會帶來不可恢復的傷害，極端情況下甚至可能造成失明，因此應當對這種疾病引起足夠的重視。

　　根據不同的誘發原因，眼睛乾澀症主要可分為三類：

　　1. 實質性結膜角膜乾燥症。見於瞼結膜、球結膜廣泛瘢痕，因破壞了結膜本身的分泌腺甚至淚腺、淚管所致。如嚴重的沙眼，熱或化學廣泛燒傷，嚴重的慢性結膜炎等。

　　2. 口-眼乾燥-關節炎綜合症。又被稱為乾眼綜合症，這是一種病因不清的疾病。近年來發現，可能是由於先天性免疫系統異常所致。主要表現為乾燥性角膜結膜炎、口腔乾燥，且常常併發結締組織病，其中最為常見的是類風濕性關節炎。

　　3. 結膜上皮性乾燥症。這是維生素 A 缺乏的眼部表現之一，也就是說缺乏維生素 A 會導致眼睛乾澀症。造成維生素 A 缺乏的原因，主要是身體內維生素 A 消耗量大，日常飲食的攝入量少，不足以滿足體內需要所致。避免這一現象的直接方法便是大量補充維生素 A。

遠離眼睛乾澀困擾

防患於未然

平時注意放鬆精神，感到眼睛疲勞時進行適當休息；盡量不向上看，將電視機或電腦螢幕放置在低於眼水準的位置，且看電視或使用電腦時間不宜過長；電腦的螢幕不要放置在會受陽光直接照射的地方，因為螢幕對陽光發生的反射會引起眼睛疲勞；另外，房間平時還要保持一定的濕度，避免空氣過於乾燥。

預防眼睛乾澀症最直接的方法是讓眼睛濕潤，最健康的方法就是打哈欠。還要養成多眨眼的習慣，眨眼次數不夠，會破壞淚液層的完整性，引起和加重乾眼症症狀。

維生素 A 是預防眼睛乾澀所必不可少的營養元素。以胡蘿蔔、紅棗、豆製品、魚、牛奶、核桃、青菜、大白菜、空心菜、番茄及新鮮水果等食物中所含最為豐富，多吃這些食物有助於保護眼睛。

工作的姿勢和距離也是很重要的，盡量調整一個最適當的姿勢，使得視線能保持向下約 30°，這樣的一個角度可以使頸部肌肉放鬆，並且使眼球表面暴露於空氣中的面積減到最低。

食物調理眼睛乾澀

黑豆核桃牛奶羹。黑豆 500 克，核桃仁 500 克，牛奶 1 包，蜂蜜 1 匙。將黑豆炒熟後待冷，磨成粉。核桃仁炒微焦去衣，待冷後搗如泥。取以上兩種食品各 1 匙，沖入煮沸過的牛奶 1 杯後加入蜂蜜 1 匙。每天早晨或早餐後服用，或與早點共進。

枸杞桑葚粥。枸杞子 5 克，桑葚子 5 克，山藥 5 克，紅棗 5 枚，粳米 100 克。將上述原料一起放入鍋中加入適量清水，熬煮成粥食用即可。

眼睛痠脹睜不開

又有一大堆工作撲面而來，已經目不轉睛地面對一上午的電腦了，看來下午依然不能輕鬆。揉揉眼睛，來不及休息，再次投入到新一輪的工作中。不知不覺間，眼睛開始隱隱作痛，不僅又痠又脹，而且似乎連睜開都需要花費很大的力氣。

探索眼睛痠脹根源

如今的工作學習大多需要人們大量用眼，因此眼睛痠脹是許多人都會出現的眼部不適現象，而大多數人都並未對此引起足夠的注意。實際上，眼睛痠脹雖然可能只是暫時的疲勞引起的，但也有可能是已經形成了的疾病所致。

具體來說，以下這幾種情況都會引起眼睛痠脹：

1. 屈光性眼痠脹。因為近視、散光、遠視的患者，眼部肌肉調節幅度要大於普通人，如果調節過度，或出現障礙就會導致眼壓過高，從而出現眼睛痠脹、疼痛等症。一般情況下，保持充足的休息、進行冷敷即可緩解。

2. 閉角型青光眼。主要的表現是眼部痠脹、疼痛等，多有視

力下降、霧視等併發現象，嚴重者還會伴有頭痛、噁心、嘔吐等。

3. 疲勞性眼痛。多伴隨眼部屈光性問題，也是引起眼睛痠脹的常見原因之一。

4. 鞏膜炎。鞏膜炎會引起眼部痠脹、疼痛等現象，同時還多伴有其他症狀，如畏光、流淚、眼紅、視力下降等。

遠離眼睛痠脹困擾

防患於未然

平常重視眼睛的保健，就能預防和緩解眼睛痠脹。通常閉目、眨眼、仰望俯視、遠眺近觀、按摩眼周或足心，均可消除或減輕眼睛痠脹症狀，但若是由遠視、散光、老花、斜視或近視未矯正等引起的眼睛疲勞，則應重視原發病治療。

眼睛疲勞時，首先應停止注視和其他用眼活動，接著要閉目休息或眨眨眼睛，或做仰望俯視與遠眺近觀的動作，具體的方法是仰頭望天或眺望遠處綠色植物 3 ～ 5 分鐘，再俯視地面或觀看近物 3 ～ 5 分鐘，如此反復 3 ～ 5 次，能夠促使眼肌放鬆、淚液滋潤，進而消除眼睛痠脹。

在日常膳食中，少吃糖及燒煮過度的蛋白類食物。注意補充體內微量元素鉻、鈣。含鉻豐富的食物包括豆類、小麥、蛋、雞肉、豬肉、黃油等；含鈣豐富的食物包括豆製品、蛋乳製品和魚貝等水產類食物。

可將含鉻、鈣豐富的食物適當加入到日常膳食中，若人體內鉻、鈣含量處於正常平衡的狀態，眼內液壓就能保持正常，這樣就得以預防眼睛痠脹。

按摩改善眼睛痠脹

1. 推睛明穴。睛明穴位於眼眶內上角，眼內眥旁一公分。用兩手拇指端分別按於眼眶內上角穴位上，做向內向上推揉 50 次。用力宜輕柔，避免擠壓眼球，以局部有痠脹感為佳。

2. 按揉魚腰穴。魚腰穴位於瞳孔直上，眉毛連線的中點。用兩手中指指面，同時按揉魚腰穴 50 次，局部有痠脹感即可。

3. 按揉承泣穴。承泣穴位於瞳孔直下，眼眶下緣與眼球之間。用兩手食指指端同時按摩承泣穴 50 次，用力輕柔，避免擠壓眼球，局部出現明顯痠脹感即可。

4. 熨雙眼。兩手掌心搓熱，用掌心分別熨捂雙眼五次。注意手的衛生，熨捂時雙眼閉合，兩眼有明顯溫熱感。

身體健康小叮嚀 ···

長時間專注閱讀會導致眼睛痠脹疲勞，頭腦發暈。抽空做上幾個深呼吸，調解一下人體的新陳代謝，不僅能夠給眼部加點氧，同時還能提神醒腦，是預防眼睛痠脹的好方法。

···

眼白異常要小心

黑白分明的眼睛才能顧盼生姿秋波流轉，傳神地表達出蘊含的心意。然而，本應該清白澄明的眼白卻總是顯得渾濁不堪，要麼布滿血絲紅點，要麼渾黃不清，為心靈之窗蒙上了一層灰塵。

探索眼白異常根源

人們日常所說的眼白，在醫學上被稱為鞏膜，正常健康的鞏膜應為白色，無異常顏色和斑點，如果眼白出現變化，如白色變得渾濁，甚至變黃、變黑、有隆起等，則說明眼睛和身體出現了一定異常變化。

通常，根據眼白的不同變化徵象可輔助判斷人體的疾病狀況。

1. 鞏膜發藍。醫學上稱為藍色鞏膜，這種現象多由慢性缺鐵造成。鐵是鞏膜表層膠原組織中一種非常重要的物質，缺鐵會導致鞏膜變薄，鞏膜無法完全掩蓋其下黑藍色的脈絡膜時，鞏膜就會呈現出藍色。而慢性缺鐵又往往導致缺鐵性貧血。因此，凡是中、重度貧血的人，鞏膜都呈藍白色。

2. 鞏膜發紅。通常是由細菌和病毒感染發炎所引起的充血現象。倘若同時伴有分泌物或嚴重有異物感以及眼睛發癢、眼痛等症狀，炎症可能更嚴重一些，應當去醫院眼科診治。另外，血壓高者發生腦溢血之前、癲癇發作之前和嚴重失眠者以及心功能不全者，都會出現鞏膜充血發紅的現象。

一般來說，由於睡眠不足而導致眼中紅血絲密布的現象較為普遍，這是眼白發紅的常見原因。另外，鞏膜也會出現分布紅點的症狀，這是毛細血管末端擴張導致的結果，往往多發於糖尿病患者。如果鞏膜出現紅色血片，多表明還有動脈硬化，特別是腦動脈硬化。

3. 鞏膜發黃。眼白發黃可能是由於黃疸造成的。引起黃疸的原因包括膽道疾病、妊娠中毒、傳染性肝病以及一些溶血性疾病等。

4. 鞏膜出現綠點。通常是腸阻塞的早期信號。

5. 鞏膜出現斑點。鞏膜除了顏色會發生變化外，還會出現三角、圓形或半月形的各種異常顏色的斑點現象，如藍色、灰色、黑色等，通常為腸道寄生蟲病的常見症狀。

遠離眼白異常困擾

防患於未然

1. 睡眠充足有助於滋潤眼睛，維持眼部健康。每天 8 個小時的睡眠時間才能讓眼睛明亮有神，充滿光彩。充足的睡眠同時也有助於增強人體免疫功能，防止其他疾病損害眼部健康。

2. 不要忽視清潔眼瞼，以免因殘屑、油脂、細菌、化妝品等塵屑導致眼睛發炎。

3. 不要長時間地操作電腦和看書學習，要每隔一小時左右休息 10 ～ 15 分鐘，休息時或是看看窗外的綠樹或遠景，或是做做眼保健操，使眼睛充分放鬆。

保持良好的坐姿，使雙眼平視或輕度向下方注視螢幕，這樣可使頸部肌肉放鬆，並使眼球暴露於空氣中的面積減小到最低。不要躺著看書或者在光線差的地方看書以及在移動的載體上看書，如公車、地鐵等。看書的燈光以日光燈為宜。

4. 如果出現眼睛乾澀、發紅，有灼熱感或異物感，眼皮沉重，看東西模糊，甚至出現眼球脹痛或頭痛，則要立即停止操作電腦和看書學習，休息一段時間。

5. 晚上睡覺前或眼睛疲勞痠澀時，以冷毛巾敷眼部，可收縮血管，滋潤眼睛。

中藥調理眼白異常

金錢草 20 克，茵陳、佛手各 15 克，梔子 10 克，甘草 3 克。水煎服。每日一帖，可常服，也可以每月服藥三周，停一周，連續 2 ～ 3 月後停藥觀察。

身體健康小叮嚀 ••••••••••••••••••••••••••••••••

如果眼睛經常有血絲或突然有小範圍充血，可以用 1/3 或 1/2 張新鮮的荷葉煮水喝。荷葉能解暑清熱、升發清陽、散淤止血，可消除眼睛中的血絲和充血，使眼睛明亮。平時也可採用眼珠運動法來鍛鍊眼睛，即頭向上下左右旋轉時，眼珠也跟著一起移動。

留心瞳孔變化

正常的瞳孔為圓形，兩側等大，直徑約 2.5 毫米，顏色像一池井水，漆黑清湛，可以隨著光線的強弱而縮小或擴大。但瞳孔若出現緊縮、散大、渾濁等異常變化，則應提高警惕，及時就診。

探索瞳孔異常根源

瞳孔與身體各部位有著廣泛的聯繫，它的放大和縮小受各種各樣因素的影響，其變化具有重要的臨床意義。有時通過瞳孔的變化可反映出身體內的某些病變，而神經系統的一些病變也可根據瞳孔的變化而做出定位診斷。

1. 兩側瞳孔大小不等。腦溢血、腦血栓、腦腫瘤等症都會引

起兩側瞳孔大小不等。如果左右瞳孔大小極端不同，或不是圓形瞳孔，則常見於腦脊髓梅毒等。

2. 瞳孔散大。多見於顱腦外傷、腦血管病以及化膿性腦膜炎等。

3. 瞳孔縮小。多見於酒精中毒、安眠藥中毒以及老年人的腦橋腫瘤、腦橋出血，也可見於糖尿病。另外，有機磷中毒，也會出現瞳孔縮小，嗎啡中毒時會出現針尖樣瞳孔，即比正常時候縮小很多。

4. 瞳孔變白。多見於白內障、虹膜睫狀體炎、青光眼、高度近視，或全身性疾病，如糖尿病、手足抽搐等併發症，也可因外傷所致。其中瞳孔變白最多見的疾病是老年性白內障，據統計，白內障占失明原因的第一位。

患白內障時，可以透過角膜發現瞳孔裡出現白色，這是由於晶狀體發生混濁的緣故。人到老年，糖尿病患者或眼外傷，都能引起白內障。如發現自己的瞳孔變白，應去眼科、內科做詳細檢查。

5. 瞳孔變黃。以手電筒光或燈光照射瞳孔，眼底深處發出一種像夜間貓眼的黃光反射，醫生稱這類眼病為「黑矇貓眼」，多半是視網膜母細胞瘤的表現。這類眼病多數見於 7～8 歲以下的兒童，有一定的家族性和遺傳性，惡性度高，如不及時治療，當母細胞擴散到顱內、眼球外或遠處臟器時就可致命。少數見於眼內化膿時。

6. 瞳孔變紅。常見於眼外傷或某些眼內出血疾患。根據眼內出血的多少有不同的形態，視力會有不同程度的損害。

7. 瞳孔發青。正常眼球內具有一定的壓力，這對保持眼球內

正常的血液循環和代謝，起著重要作用。當眼壓過高發生青光眼時，可由於角膜發霧水腫及眼內一系列改變使瞳孔發出一種青綠色反光，青光眼即由此得名。青光眼病人，眼球會變得像硬橡皮一樣，自己也會覺得雙眼脹痛欲裂，不趕快求醫，就有失明的危險。

遠離瞳孔異常困擾

防患於未然

養成良好的生活習慣，注意眼部保健，從細節入手加強眼睛的保護措施。不在強光、昏暗的環境下以及乘車時看書看報，用眼過久需要及時休息。

此外還應合理飲食，保證體內攝入全面均衡的營養元素，養成良好的飲食習慣，克服偏食挑食。各種新鮮蔬菜和水果中含有豐富的維生素 A、B 和 D，這些對於眼睛和瞳孔的組織健康均大有好處。

身體健康小叮嚀 ●●●●●●●●●●●●●●●●●●

做眼保健操有助於緩解眼疲勞，預防瞳孔病變。做眼保健操時應當注意：兩眼輕閉，思想要集中，指甲要剪短，雙手要洗淨，不要太用力，穴位要找準，以產生痠脹感為佳，手法要柔鬆。每日做兩次，即能幫助眼睛恢復輕鬆。

●●●●●●●●●●●●●●●●●●●●●●●●●●●●●●

眼皮浮腫好「沉重」

　　早晨睜開眼便沮喪的發現眼皮又腫了，看來今天又要拖著「沉重」的眼皮度過一天了。眼皮浮腫不僅讓人感覺不適，加重用眼負擔，而且會對人的形象外表造成影響，讓人看起來無精打采萎靡不振，成為許多人頭痛不已的困擾。

探索眼皮浮腫根源

　　眼皮浮腫不僅僅是外表的形象問題，在很大程度上也預示了人體內部的健康隱患，眼皮浮腫往往說明以下問題：

　　1. 腎虛。腎臟每天負責製造尿液，通過尿液排出體內多餘水分以及最終代謝產物。腎臟如果出現異常，無法徹底排出水分，人體就會出現水腫現象。而水腫的最初表現，就是眼皮浮腫。如果長期在早晨出現眼皮浮腫現象，很可能是患了急、慢性腎炎或腎病綜合症。如不及時醫治而任其發展，將出現全身性水腫，這表明腎臟已受到嚴重損害。

　　2. 肺氣虛。眼皮腫未必是腎虛，還有可能是肺氣虛。肺居臟腑最高位，在中醫看來，肺為水之上源，主一身之皮毛。當肺虛時，人體內的水液代謝也會隨之失調，早晨起床時就會出現眼皮腫。

　　3. 過敏。食物的過敏反應、灰塵、花粉，甚至臉上其他部位的過敏性皮膚發疹等，也會引起嚴重的眼部浮腫。如此類病症沒有得到很好的治療，這種暫時性的浮腫可能會變成永久性的。

　　因為每當過敏反應造成眼部浮腫時，它就正在破壞人體的結締組織纖維。浮腫及過敏症狀越多，眼瞼就會變得越加鬆浮。所

以如果懷疑過敏，就應盡快採取行動控制住，絕不可掉以輕心。

4.眼睛疾病。清潔不當或長時間使用電腦會造成眼睛乾澀，也易導致一些眼睛炎症，如角膜炎、睫膜炎等，容易對眼睛造成損傷，也容易引起浮腫。

遠離浮腫困擾

防患於未然

1.適量飲水。為了使體內的水分充足，人們每天都要喝六至八杯的水。合理的飲水機制安排應當為：早上三杯，中午三杯，晚飯前兩杯，最好盡量在晚飯前喝完一天所需要的水分，切記不要待臨睡前才急速地喝下兩大杯水。這樣可以避免睡覺時體內水分積鬱過多無法排出而導致眼皮浮腫。

2.清淡飲食。口味淡的飯菜同樣味道鮮美，適當調整一下自己的口味，去接受那些清淡的食物，這會為健康帶來很多好處。清淡飲食可以讓人避免大量飲水，防止眼皮浮腫。如果經常出現眼皮浮腫，則更要減少鹽分的攝取量。

3.經常運動眼周肌肉。運動眼周肌肉是預防眼部浮腫的長效良方。這裡有一個簡單的方法：閉上眼睛，用手去感覺眼窩邊緣的骨骼，然後用中指由眼窩外沿向內輕輕打圈，至眉頭及鼻梁處稍微加壓。

按摩改善浮腫

1.鬆弛緊張肌肉。用中指和無名指按壓眼窩上方，由眼角至眼尾方向重複3次。

2.活絡眼部循環。用無名指由眼尾至眼角，以畫小圈的方式滑動按摩，重複5次。

3. 逆時針方向按摩。用無名指從下眼瞼的眼角開始，以畫小圈的方式逆時針方向按壓。

4. 輕輕按壓穴位。將按壓延伸到太陽穴，稍稍加大力度並停留 3 秒，重複做 3 次。

身體健康小叮嚀 ●●●●●●●●●●●●●●●●●●●●●●●●●●●●●●●●●●●

眼皮浮腫者可用下面的方法予以改善：做幾分鐘眼球運動，兩眼球同時向左迅速看十下，再向右看十下，這樣還可以使眼睛更明亮。還可以喝一些綠茶，然後把濕的茶葉袋放在冰箱冷藏，每天早上拿出來放在雙眼上敷 5 分鐘，消腫效果也很理想。

●●

眼皮跳動，是災是福

俗話說：「左眼跳財、右眼跳災」，在日常生活中，時不時地眼皮就會不由自主的「跳起舞來」。有人認為眼皮跳具有一定的命運暗示意義，然而這一說法並沒有科學依據。實際上，眼皮跳很可能是人體某種疾病的先兆。

探索眼皮跳動根源

眼皮跳，是控制眼瞼肌肉的神經不正常興奮，引起部分眼輪匝肌肌纖維在短時間內收縮顫動，以至牽動其上的皮膚出現跳動的現象。

眼皮跳可分生理性和病理性。幾乎所有人都經歷過生理性眼皮跳。其發作時間很短，常常只有幾秒到幾分鐘，跳動程度也不

嚴重，過後會自動恢復。

一般在疲勞、用眼過度、強光刺激或睡眠不足時，眼皮跳的發生會較為頻繁。這種眼皮跳一般不需要治療，只要閉上眼睛休息一會兒，進行局部按摩或熱敷一下，眼皮跳就會消失。

病理性的眼皮跳動，是由疾病引起的眼皮持續跳動，甚至逐漸發展為嘴角和半邊臉一起抽動，並感覺到噁心、頭暈。引起這種眼皮跳動的疾病包括以下幾種：

1. 良性肌纖維抽搐。在疲勞、緊張等情況下出現。為單側、暫時的眼周圍肌的抽動。

2. 反射性眼瞼痙攣。由眼局部病變如角膜炎、虹膜炎引起。

3. 顏面肌肉痙攣。除單側眼皮跳動外，還伴有同側面部肌肉的陣發性不規則抽動。多由面神經受血管壓迫所致。

4. 特發性眼瞼痙攣。以雙眼皮間歇性或持續性的不隨意緊閉為特徵，不伴有眼球病變。

5. 癔病性眼瞼痙攣。症狀與特發性眼瞼痙攣相似，但暗示治療有效。

6. 其他疾病。眼睛屈光不正、近視、遠視或散光，眼內異物、倒睫、結膜炎、角膜炎等也可導致眼皮跳。

遠離眼皮跳動困擾
防治方法

當眼皮剛剛跳動時，不要馬上去治療，而是要多注意休息，放鬆精神，保持良好的心態；同時，注意觀察一下，眼皮跳是逐漸減少還是增加，有沒有向下擴大的趨勢和從眼周圍向口角的線狀牽拉感。絕大多數因眼肌疲勞、精神緊張等導致的眼皮跳動，

只要通過放鬆壓力、適當休息就能得到恢復。

　　另外還要注意有沒有眼部感染、眼瞼內翻倒睫等情況。如果因屈光不正出現眼皮跳動，通常進行視力矯正就可以得到緩解。如果有眼部疾病，通過眼科醫生治療也能治好。

　　如果出現下述情況之一，就必須到醫院就診：眼皮跳動持續一周以上、有進行性加重趨勢、伴有單側或雙側面肌抽搐、伴有頸部肌肉抽搐、曾有面癱病史、伴有眼部感染或眼瞼內翻等。除最後一種情況需至眼科就診外，其餘情況均應至神經內科就診。

身體健康小叮嚀 ·······························

　　不要過長時間看同一位置，盡可能多看綠色的東西，也能預防眼皮跳動。平時如需要長時間用眼，盡量保持半小時左右眺望遠處數分鐘，或做眼保健操。多吃水果如香蕉、西瓜、蘋果等，多吃瘦肉、魚類、蛋類、魚肝油、雞肝、羊肝、豬肝、胡蘿蔔、蒜苗、香菜、油菜、菠菜等富含維生素 A 的食物；多吃花生、豆類、小米、動物內臟、蛋類、米糠、豌豆等。這些食物含有豐富的營養物質，有助於調解眼部生理功能。

眨眼過於頻繁

　　眼睛總是控制不住地眨來眨去，如果強迫自己不去眨眼，眼睛又似乎感到異常不適乾澀。可是眨眼過於頻繁，也並非正常現象和良好習慣。這到底是怎麼回事？該如何是好呢？

探索頻繁眨眼根源

在正常情況下，每個人都會出現眨眼的現象，這是一種生理性、保護性的不隨意運動。眨眼是一種快速的閉眼動作，又稱「眼瞼瞬動」或「瞬目」，一般不受人的意識支配，對眼瞼和眼部會起到保護作用。

通過這種眨眼動作能夠將眼淚均勻地分布在角膜和結膜上，使它們不乾燥。這種眨眼動作還能使視網膜及眼肌獲得暫時的休息，因為眨眼的時候像睡覺一樣，眼睛暫時不看東西，眼球向上轉，處在一種休息位置。

在臨床上，醫生可根據眨眼動作的存在或消失來對昏迷深淺的程度進行判斷，甚至可以幫助診斷顱內的某種腫瘤。但是，眨眼過多，有些是由習慣養成的，有的是由眼肌或神經系統病變引起的。

1. 頻繁眨眼症。一般分為症狀性與自發性兩種。症狀性頻繁眨眼是某些眼病引起的，如淺層角膜炎、乾眼症、慢性結膜炎、沙眼內翻倒睫等均會引致。自發性頻繁眨眼則為眼瞼本身的原因所致，需要進行專門治療。

2. 感染因素。由於急性結膜炎治療不徹底或未經治療，或因致病菌毒力較弱所致。

3. 非感染因素。這是最常見的病因，環境起居條件不良，如空氣污染、風沙、強光、照明不足、長時間看螢幕、睡眠不足等；眼部刺激因素，如慢性淚囊炎、瞼腺炎、瞼內翻、瞼外翻、倒睫、瞼閉合不全、眼球突出等，均會引起頻繁眨眼。此外，屈光不正未經矯治以及人體內缺鋅、缺鈣，也是引起頻繁眨眼的原因之一。

遠離頻繁眨眼困擾

防患於未然

1. 補鈣、補鋅。牛奶是人體鈣的最好來源，多吃瘦肉、奶類、蛋類、豆類製品、海鮮等含鈣豐富的食物；多曬太陽，增加體內鈣的吸收。富含鋅的食物則有瘦肉、蛋類，尤其是禽類、魚類食品等。體內鈣和鋅的含量充足，能夠有效預防頻繁眨眼。

2. 屈光不正患者，應配戴合適度數的眼鏡。

3. 注意清潔。洗臉時注意眼瞼及睫毛的清潔。用熱毛巾熱敷可以減輕疲勞並增加淚液分泌。

身體健康小叮嚀 ··

在正常情況下，人平均每分鐘眨眼 15～20 次。眨眼使淚膜正常分布於眼球表面，可保護眼角膜，避免眼球表面乾燥，防止灰塵的損傷。因此為了保護眼睛，看電腦、玩遊戲時不可過於「目不轉睛」。經常眨眼是有好處的，當然也不可過於頻繁。

··

眼瞼也會有異常

平時最關注的部位就是眼睛了。明眸善睞，美目盼兮是所有女性夢寐以求的標準理想，男性也大多渴望有雙明亮有神的眼睛來為自己錦上添花。可是，眼睛實在太脆弱敏感，各種各樣的問題層出不窮。今天才知道，原來眼瞼也會有異常。

探索眼瞼異常根源

眼瞼異常是指眼瞼的位置異常或者功能異常。正常眼瞼位置應是，眼瞼與眼球表面緊密，上下瞼睫毛充分伸展，指向前方，排列整齊，不與角膜接觸，同時上下瞼能緊密閉合，並且上瞼能上舉至瞳孔上方。眼瞼位置異常會引起眼瞼功能的異常，造成對眼球的傷害。常見的眼瞼異常如下：

1. 眼圈發黑。其實眼瞼是平時所說的眼圈中的一部分，眼圈發黑即下眼瞼發黑。這種現象常因過度疲勞、睡眠不足或房事過度引起。一般說來，偶然的眼圈發黑只要注意休息，避免勞累，就會變淺消失。但如果長期眼圈發黑，則是一種病態，往往是腎虧兼有血瘀症的一種信號。

現代中醫和中西醫結合研究證實，嚴重腎虧和內有淤血的病人，常與內分泌及代謝障礙、腎上腺皮機質機能紊亂、心血管病變和微循環障礙、慢性消耗性疾病等病理因素有關。

2. 眼瞼跳動。一般為疲勞過度，睡眠不足所致。下眼瞼無故跳動不已，是中風前的警示信號。

3. 眼瞼下垂。分為先天性和後天性兩類。先天性的一生下來就有，只要長大後做手術即可修復。後天性眼瞼下垂往往由疾病所致，如某些腦血管病變及維生素 B1 缺乏症等。

4. 眼瞼浮腫。眼瞼結膜發炎、心臟病、腎小球腎炎等症多會導致眼瞼浮腫。

5. 眼瞼閉合不嚴。若將眼皮緊閉而無法閉合嚴密，則為眼瞼閉合不嚴，這是面部神經麻痺的特徵之一，應引起注意。

6. 眼瞼結膜蒼白。多為貧血所致。

7. 眼瞼上出現黃色斑塊。上眼瞼出現黃色斑塊，稱之為黃色

瘤。這反映出人體內血脂過高，易患心血管疾病。

8. 針眼。又稱麥粒腫，是一種化膿性細菌侵入眼瞼內的腺體而引起的急性炎症。根據發病部位的不同分為外瞼腺炎和內瞼腺炎兩種。外瞼腺炎在眼瞼緣皮膚上出現腫塊，內瞼腺炎一般範圍較小，在瞼結膜上隆起、充血。

9. 丹眼。又稱霰粒腫，為瞼板腺囊腫。表現為眼瞼皮膚下有圓形腫塊，大小不等，邊界清楚，與皮膚無粘連，無壓痛，也沒有疼痛感覺。如果腫塊高出瞼結膜時會有異物感。本病多由於慢性腺體分泌增多或維生素 A 缺乏，使腺體上皮組織過度角化而引起阻塞。

遠離眼瞼異常困擾
按摩保護眼瞼

1. 分別用兩手的食指、中指按在眼瞼上，使手指緊密地壓靠在眉的下緣，正好摸得著眉骨的邊緣。然後輕輕閉上眼睛，同時，四個手指要把雙眉向上抬起，即用指尖穩妥地托住雙眉，阻止其下移。這樣做有助於訓練眼瞼以及眼角肌肉。

2. 將雙手的食指、中指同時按在兩眼眶的外緣，注意不要將手指放置在眼瞼上方以及在眼瞼上施加任何拉力，要將手正好放在眼眶的外緣。手指在眼眶外緣稍加壓力，將肌肉稍稍拉向耳朵方向，同時逐漸地緊閉眼睛，如此反復 6 次。

身體健康小叮嚀 ●●●●●●●●●●●●●●●●●●●●

將荸薺、蓮藕洗淨切碎放入果汁機，加水榨汁後飲用。餘下的藥渣則用於外敷眼睛，每次 10 分鐘。荸薺、蓮藕清熱解毒，利尿消腫，可

使體內多餘水分經尿液排出體外，有助於眼瞼部位的健康。

··

眼瞼周圍有「小顆粒」

不知不覺中，眼睛周圍悄悄地長出了幾個「小顆粒」。這些小顆粒看似毫不起眼，卻在眼周「頑固不化」，成為愛美女性的心頭之恨。除此之外，還有一些因素令人擔心，即眼睛周圍長小顆粒，難以消除，這是不是表示身體有病？

探索小顆粒根源

眼睛周圍生長的讓人心煩的小顆粒，往往是由以下原因造成的：

1. 脂肪粒。如果過度地使用磨砂膏或是去角質產品，加上手勢不當，就容易在皮膚上產生微小的傷口，皮膚在自行修復的過程中，便會生成一個個白色的小囊腫。

或者很多女性為了避免皺紋過早出現，盲目地以為質地很油的眼霜可以達到除皺效果，卻不知過油的眼霜很難令皮膚吸收，會讓多餘的油脂都堆積在眼部周圍，進而產生脂肪粒。

而且，還有些女性喜歡在眼睛周圍塗上厚厚的眼影，繽紛靚麗的眼妝固然為外貌加了不少分，但是事後清潔時往往又不夠仔細周到，這樣就很容易造成毛孔堵塞，誘發脂肪粒產生。

2. 糖尿病。如果眼睛附近反復生長小顆粒，則要警惕是否患有糖尿病，建議去醫院進行詳細的檢查。

遠離小顆粒困擾

防患於未然

　　防止眼睛過度勞累，避免用眼過度，經常眨眼。不要用不乾淨的手去揉擦眼睛，眼睛不適的時候可讓眼淚沖洗異物，或用乾淨的衛生紙擦拭眼睛周圍。如果要用手觸碰眼睛及眼周部位，也應徹底清潔過後再摸。

　　減少食用海鮮、巧克力等容易引起過敏和色素沉澱的食物，並少吃油膩食品，多喝清水，多吃青菜，讓皮膚正常、通暢地呼吸。

去除眼睛小顆粒

　　用溫水和柔和的潔面乳將臉部洗乾淨，用溫熱的毛巾敷在臉上 3 分鐘，充分將眼部肌膚毛孔打開。在長有脂肪粒的地方，用按摩膏輕輕以打圈的方式按摩。按摩大約 3 分鐘左右，看見脂肪粒上面出現白頭後，用優質的化妝棉輕輕將按摩膏擦掉。用消毒過的暗瘡針將脂肪粒白頭挑開，然後用暗瘡針有環的一面輕輕壓在挑開的脂肪粒上，脂肪粒就出來了。

目眩，哪裡有問題

　　有些人常常會有這樣的現象，在毫無預兆的情況下，雖然頭腦清醒，可是會突然感到眼睛看東西有些恍惚模糊，這可能是目眩。一般情況下自己調節一下，活動活動，一會的工夫症狀便會消失。目眩神卻不迷，到底是哪裡出現了問題？

探索目眩根源

目眩，眼前發黑，視物昏花迷亂的徵象，是由肝腎精血不足、肝陽風火、痰濁上擾所致。很多人認為是小毛病，餓時會目眩，經期前後會目眩，蹲久了站起來會目眩，應無大礙。不過，如果長時間目眩就要小心，因為這可能是重病的先兆。

1. 高血壓。主要是因情緒變化、精神緊張或受精神刺激等因素的影響，使血壓產生波動所引起。也有的是濫用降壓藥，使血壓突然大幅下降，發生眩暈。

2. 低血壓症。低血壓引起的目眩多發生在年輕人身上，在起立或起床時突然眩暈，旋即消失，再做同樣動作時又覺眩暈。

3. 動脈硬化症。動脈硬化造成腦血栓附著會誘發腦缺血發作。這種腦缺血如果來自頸內動脈，就會出現浮動性眩暈和眼前發黑。

4. 腦瘤。發生在中樞前庭系的小腦、腦幹易發生旋轉性眩暈。腦瘤引起的眩暈一方面是由於顱內壓增高，另一方面則是由於腦瘤的壓迫而致血液循環障礙，使前庭神經核區及其通路直接或間接受損而造成眩暈。

5. 腦血栓。輕度的腦血栓會引起眩暈。這是因為動脈硬化造成動脈管腔內膜病變出現狹窄後，其遠端部分仍可通過自動調節，使血管阻力減低，並建立側支迴圈而維持「正常」的血流量，暫時不使腦血栓形成。但是患者仍會出現頭暈或眩暈、一側肢體麻木或無力等症狀。

6. 貧血。貧血容易引起腦缺氧而出現眩暈，惡性貧血眩暈尤為明顯。患者因中樞神經系統缺氧，導致神經系統的器質性變化。因此，患者的運動或位置感及下肢震動感均會喪失，眩暈加

重。

遠離目眩困擾

防患於未然

1. 多運動。體質差者可提高身體素質，體胖者可增強氣血運行，加強排泄功能。

2. 飲食宜素清和容易消化。不宜食用濃茶、咖啡、韭菜、辣椒、大蒜等刺激性食物，應遠離煙、酒。

3. 不要過多飲水，注意異體蛋白的攝入，如魚、蝦、蛋、蟹、乳等。

食物調理目眩

1. 烏雞粳米粥。取烏雞 1 只，剖洗乾淨，濃煎雞汁；將黃芪 15 克煎汁；與粳米 100 克共煮粥，早晚趁熱服食。適用於氣血兩虧引起的目眩患者。

2. 荔枝山藥粥。取荔枝肉 50 克，山藥 10 克，蓮子 10 克。加入適量水同煎煮至軟爛時再放入大米 250 克，煮成粥即可。日服 2 次，用於脾虛血虧之目眩者。

3. 龍眼棗蛋粥。龍眼肉 50 克，雞蛋 1 只，棗 30 枚，加粳米適量同煮常服。用於氣血不足之目眩患者。

4. 芹菜苦瓜粥。芹菜 250 克，苦瓜 30 克，用沸水燙 2 分鐘，切碎絞汁，加砂糖適量，開水沖服。每日 1 劑，連服數日。適用於高血壓、陰虛陽亢之眩暈。

身體健康小叮嚀 ·····················

目眩會給人帶來很大的不便，容易跌倒，或因害怕跌倒而不願外出

甚至減少活動。一項最新研究顯示，經常目眩的人，只需持續進行一些簡單、輕鬆的運動，如搖頭、擺臂、動肩、轉腰、踏步、抖腿以及簡單的肢體活動等，情況便可獲得極大的改善。運動療法可以減少慢性眩暈的症狀和身體不適，而運動療法開始的越早，效果會越好，最理想是在首次出現頭暈後立即開始。

燈的周圍為什麼有紅圈圈

　　這兩天忙於工作總是睡眠不足，白天還要用大部分時間面對電腦，明顯感覺眼睛痠澀腫脹，有時還會出現視物不清的現象。如此一來更加影響工作狀態，進而影響睡眠。晚上下班走在路上，驚異地發現自己看到的霓虹燈居然有一層「彩虹光圈」。難道眼睛要出問題了嗎？

探索虹視根源
　　生活中如果看燈光時在其周圍出現七色的彩圈或暈輪，類似夏天雨過天晴後空中的彩虹，這在醫學上稱之為虹視現象。眼前出現虹視，是由於眼球屈光度的改變而產生了分光作用，將前方射來的白色光線，根據其所包含的各種光波長短的不同，而分解成多種顏色成分，從而就出現了典型的彩色光環。
　　虹視是眼疾中一個多見的症狀，一般由下列幾種常見的眼疾引起：
　　1. 結膜炎。由於黏液性分泌物塗布於角膜表面，這時會出現虹視，在擦去分泌物之後，虹視即可消失。如果外結膜囊內有血

液、膿液、小氣泡等，也會出現虹視。

2. 角膜炎。因角膜上皮損傷及角膜水腫，而導致虹視。

3. 白內障。由於放射狀排列的晶體纖維吸水、腫脹，產生分光作用所致。

4. 青光眼。由於眼壓升高，引起角膜上皮水腫，細胞間有液體瀦留，改變了角膜正常的屈光狀態所致。

遠離虹視困擾

防患於未然

1. 養成規律的生活習慣，保持充足的睡眠時間，不熬夜。

2. 均衡飲食，不偏食挑食；多吃富含維生素 A、維生素 C 和維生素 E 的蔬菜及水果，減少油炸食物的食用。

3. 讓眼睛充分的休息，避免長時間用眼、過度疲勞，看書上網時應注意休息，保持適當的眨眼次數。

4. 洗臉時个要忘記清潔眼瞼及睫毛。

食物調理虹視

核桃豆漿汁。取核桃仁泥 2 匙，豆漿 1 杯，蜂乳 1 小匙。將核桃仁泥沖入煮沸過的豆漿內，後加蜂乳，調勻。早餐後服；或當早餐，另加饅頭、麵包等點心。不僅可以改善虹視，對老年性白內障也能起到防與治的雙重作用。

身體健康小叮嚀 ···

虹視可作為青光眼診斷的重要主觀指症之一，稱為真性虹視。而因為晶狀體混濁、角膜薄翳、慢性結膜炎或瞼板腺分泌旺盛時，其分泌物呈薄膜樣蒙在角膜上，引起屈折作用等因素造成的「虹視」，與青光眼

眼壓高造成的虹視有著本質的不同，稱為假性虹視。

　　區別真、假性虹視的要點是：觀察出現的虹視有無彩環樣排列；觀察紅綠彩環是否清楚；記錄虹視出現的時間及出現時的眼壓如何；觀察虹視出現時有無角膜水腫；觀察虹視出現時有無其他伴隨症狀，如眼脹、鼻酸、霧視及頭疼等現象；觀察用縮瞳藥點眼後虹視是否會消失。

總是淚眼朦朧

　　小真最近似乎特別「感情豐富」，經常不由自主莫名其妙地淌出一串串眼淚來，最初同事們還誤以為她受了感情重擊，百般解釋之下才澄清了事實。可這愛流眼淚的毛病卻依然不見好轉，整天淚眼朦朧，著實讓人無奈又惱火。

探索流淚根源

　　眼淚是由淚腺分泌出來的，淚腺位於眼眶外上方的骨凹裡。平時淚液分泌不多，塗布在眼球表面保持其濕潤，並不斷地蒸發到周圍空氣中；剩餘部分，由位於內眼角上、下的兩個淚小管引流到鼻腔。故正常人淚液的產生和排泄是相對平衡的。

　　一般情況下，當眼睛受到冷空氣的刺激時，會出現流淚的情形。這主要是因為淚小管本身很細，在冷空氣的刺激下，其周圍的肌肉會發生收縮使淚小管變得更細，從而導致淚小管在短時間內難以將過多的淚液全部排到鼻腔，就出現流淚的現象了，這就是通常所說的「迎風流淚」，屬於生理現象，不是病態。

　　流眼淚是人類情緒表達的方式之一，它是自然的生理作用，

然而若是在平時也不停地有淚液溢出，就會造成日常生活的不便，同時它還可能是許多眼部疾病的表徵，不可輕忽。

流淚過多的原因主要包括以下幾方面：

1. 淚點外翻。下淚點離開眼球，眼淚不能流入下淚點，因此發生流淚症狀。

2. 淚點狹窄或閉塞。因瞼緣炎、燒傷、其他外傷或睫毛進入淚小管引起。也有先天性的症狀。

3. 淚小管狹窄或閉塞。多因沙眼感染後的瘢痕組織、結石或睫毛進入而發病。

4. 眼部慢性炎症。如結膜炎、沙眼、腫瘤等原因使淚道狹窄，淚道不完全阻塞，排淚功能降低，正常分泌量的淚液不能完全流入鼻腔而流出眼瞼外，出現流淚。

5. 外眼部異物。任何角膜或結膜上的異物都會刺激淚液之分泌。

6. 外眼部傷害。如各種熱灼傷、化學灼傷、穿透性傷害等。

7. 眼瞼異位。包括眼瞼內翻或外翻、睫毛倒插等。

8. 淚液本身之異常。淚液覆於角膜上，有三層成分，依次為脂質層、水液層及黏液層，任何一層的異常均可能導致溢淚。

9. 眼輪匝肌異常。淚液分泌量正常，淚道無阻塞沖洗通暢，但眼輪匝肌鬆弛，淚液泵作用減弱或消失使淚液排出障礙，出現流淚。

遠離流淚困擾

防患於未然

1. 注意飲食。應以清淡為主，多吃胡蘿蔔、動物肝臟、牛

奶、檸檬等富含維生素 A 的食物，同時還要積極補充水分。

2. 注意眼面部衛生。如遇到風沙進入眼睛和到灰塵較多地方，及時清潔面部。如果風塵過大，應考慮戴紗巾遮擋面部，阻擋風沙。如有眼淚溢出，要用乾淨的手帕或衛生紙輕拭眼睛。拭眼的手帕要專用，不能又擦鼻涕又擦眼。

3. 注意鼻部疾病治療。慢性鼻炎、傷風感冒都易導致鼻夾腫大，鼻夾腫大易阻塞鼻淚管出口，導致淚囊炎，造成流淚。如感到經常遇風流淚，及時到醫院沖洗淚道，早期沖洗淚道可以解決輕微淚道阻塞問題。

4. 鍛煉眼肌。每天空閒時用力閉眼數次，或對上下眼瞼作環形按摩，每次 5 分鐘，能促進局部血液循環，增強眼輪匝肌的功能。

5. 積極治療。積極治療眼瞼的感染性疾病，如麥粒腫、瞼緣炎、結膜炎等。

身體健康小叮嚀 ●

用枸杞子泡水當茶喝，有助於預防和改善流淚狀況。選取適量新鮮乾淨的枸杞子，放入杯中，沖入熱水，悶泡 15 分鐘即可。每天不拘次數，可隨意飲用。在工作當中，飲用枸杞子茶，不僅解渴潤喉，而且有助於明目美容。枸杞子還有滋陰養血的功效，能滋養肌體的陰血，實在是一舉多得。

● ●

夜盲症真困擾

天色稍一黑，眼前就一片漆黑，行動走路必須有人作陪，如果只有自己，就只能在黑暗中摸索著前進，晚上一定要待在有燈光的地方。這該死的夜盲症真要命！

探索夜盲症根源

夜盲症屬於較為常見的眼部疾病之一，但許多人並未對其引起足夠的重視。顧名思義，夜盲就是在暗環境下或夜晚，視力很差或完全看不見東西。造成夜盲的根本原因是視網膜桿狀細胞缺乏合成視紫紅質的原料或桿狀細胞本身的病變。夜盲雖不致命，但會對人們的日常生活、工作、學習造成一定困擾。

夜盲症發生的原因如下：

1. 暫時性夜盲。由於飲食中缺乏維生素 A，或因某些消化系統疾病影響維生素 A 的吸收，致使視網膜桿狀細胞沒有合成視紫紅質的原料而造成夜盲。這種夜盲是暫時性的，只要多吃豬肝、胡蘿蔔、魚肝油等，即可補充維生素 A 的不足，很快就會痊癒。

2. 後天性夜盲。往往由於視網膜桿狀細胞營養不良或本身的病變引起。常見於彌漫性脈絡膜炎、廣泛的脈絡膜缺血萎縮等，這種夜盲隨著有效的治療、疾病的痊癒而逐漸改善。

3. 先天性夜盲。先天遺傳性眼病，如視網膜色素變性，桿狀細胞發育不良，失去了合成視紫紅質的功能，所以發生夜盲。

遠離夜盲症困擾

防患於未然

　　預防夜盲症並不難，多吃一些維生素 A 含量豐富的食品，如雞蛋、動物肝臟、胡蘿蔔、番茄、魚肝油以及牛奶等。同時要減少刺激性食物的攝入，戒煙戒酒。要多做戶外活動，多接觸陽光，注意衛生，預防全身性疾病。

食物調理夜盲症

　　1. 胡蘿蔔炒鱔魚片。胡蘿蔔 150 克，鱔魚片 250 克，花生油、精鹽、醬油適量。先將胡蘿蔔去皮，洗淨，切片備用。鱔魚洗淨，切薄片備用。大火將鍋燒熱，加少許花生油，燒至八成熟，放入鱔魚片和胡蘿蔔片一起炒熟，然後放入精鹽、醬油調味食用。

　　2. 胡蘿蔔粥。胡蘿蔔 100 克，粳米 80 克。將胡蘿蔔洗淨切碎，與粳米同入鍋內，加清水適量，煮至米開粥稠即可。早晚餐溫熱食。

　　3. 溜肝尖。鮮豬肝 350 克，花生油 750 克，水發木耳、黃瓜、醬油、精鹽、味精、水澱粉、豆瓣蔥、蒜片、香油各適量。將豬肝洗淨，切成薄片，加醬油、水澱粉拌勻；木耳去耳根，洗淨撕碎；黃瓜洗淨，去蒂切成片。將鍋洗淨，倒入花生油，燒至五、六成熱時，放入漿好的豬肝片，劃熟，撈出控油。鍋內留少許底油，用豆瓣蔥、蒜片爆鍋，烹入醬油，加入木耳、黃瓜片及 2 手勺清水、精鹽、味精燒沸，撇去浮沫，用水澱粉勾成濃溜芡，倒入豬肝，淋上香油，炒幾下即成。

身體健康小叮嚀 •••

　　夜盲症的發生主要和缺乏維生素 A 有關。茶樹鮮葉中含有豐富的維生素 A 原——胡蘿蔔素，其含量為每 100 克乾茶含 17～20 毫克，這種含量水準可與胡蘿蔔和菠菜的含量相比擬。胡蘿蔔素被人體吸收後，在肝臟和小腸中可轉變為維生素 A，而維生素 A 可與賴氨酸作用形成視黃醛，增強視網膜的辨色力。因此，多飲茶，尤其是綠茶，對夜盲症有一定預防效果。

•••

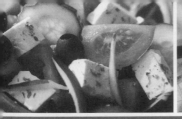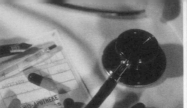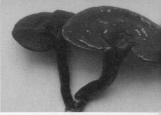

鼻 子

鼻子發癢老想打噴嚏

　　鼻子總是癢得難受，就像有隻蟲子在裡面扭來扭去一樣，抑制不住地想打噴嚏。有時候連續幾個噴嚏打出讓自己氣喘吁吁，有時候打不出來硬生生憋在裡面讓人渾身難受。真是讓人氣惱卻又無可奈何。

探索打噴嚏根源

　　打噴嚏，是鼻黏膜或者鼻咽部受到外界刺激所引起的一種防禦性呼吸反射。其與咳嗽均是人體的一種自發保護性反射動作。打噴嚏由深吸氣開始，隨即產生一個急速而有力的呼氣動作，接著急速的氣流大部分通過鼻腔噴出。

　　打噴嚏可以自身成為一個症狀，有時還伴有其他症狀，比如發癢、流鼻涕、鼻塞，或眼睛發癢、流淚等。導致打噴嚏的原因包括以下幾方面，其中不乏體內一些疾病，如有可疑情況者需要提高警惕，及時確認打噴嚏的原因，防範自己的身體健康狀況出現問題。

　　1. 感冒。人在感冒時多會伴有鼻塞、流鼻涕等現象，這時候就需要打噴嚏來幫助清潔鼻部。作為感冒症狀的打噴嚏可隨感冒

病癒而消失。

2. 過敏性鼻炎或花粉症。當有過敏性鼻炎或花粉症時，如果遇到會對鼻子產生刺激的物質時，就會通過打噴嚏從鼻道排出過敏物，減少鼻腔受到的傷害。因此，這類患者打噴嚏多來自鼻道的刺激，如胡椒粉和外來微小物質。

3. 血管收縮性鼻炎。此病的典型症狀是流黏液鼻涕，同時也會經常打噴嚏。這種噴嚏源於鼻部血管變得對濕度和溫度甚至有辣味的食物有過敏。

4. 非過敏性鼻炎。這是一種嗜伊紅細胞增多性鼻炎，患者有慢性鼻炎症狀，但對各種過敏原的反應都非陽性，且是一種未知的原因。

遠離打噴嚏困擾

西藥治療

多數與過敏性相關的打噴嚏現象，都可以通過用抗組織胺藥物有效治療。平時則應著眼於減少過敏原以防治打噴嚏，如灰塵、黴菌、頭屑等。

按摩改善打噴嚏

對外關穴、風池穴、迎香穴和合谷穴進行靜壓有助於控制打噴嚏。

身體健康小叮嚀 •••

有些人認為，大聲打噴嚏是不禮貌的行為，尤其是女性掩飾噴嚏的行為更為常見，往往是左手捂住嘴，右手捏著鼻子，發出一個輕微憋悶的聲音。其實，這種行為非常有損健康。如果將口鼻完全捂住，空氣無

法噴薄而出，不能通過打噴嚏得以緩解的壓力就會通過咽鼓管作用於耳道鼓膜，嚴重時可造成鼓膜穿孔，從而引起耳部感染，有時甚至會威脅生命。

如果感覺要打噴嚏時，可用手帕輕揉鼻翼，以減輕鼻孔內的刺激，這樣就可以避免噴嚏的發出。如果實在忍不住，不妨把噴嚏痛痛快快地打出來。若是羞於不太雅觀，只要低下頭用雙手或手帕在口鼻前輕輕擋一下就行了。為了健康，一定不要把噴嚏悶回去。

鼻頭紅腫好像小丑

冬天不知不覺逼近了，天氣愈發變得乾燥寒冷。每天出門臉蛋都會被凍出兩片紅彤彤的大「太陽」。與之「相得益彰」的是中間通紅腫脹的鼻子，看起來好像一個小丑。可與紅臉蛋不同的是，鼻頭紅腫不會因為氣候變暖就消除，這是怎麼回事？

探索鼻頭紅腫根源

有些人以為鼻頭紅腫只是普通的面部肌膚問題，殊不知，其可能是多種體內疾病的表現。具體來說，導致鼻頭紅腫的原因和疾病主要包括以下幾種：

1. 癤子。這是一種多發生於青春期的累及毛囊皮脂腺的慢性炎症性皮膚病，初期會形成粉刺，如若防治不力便會發展為炎性丘疹、膿丘疹或膿皰、結節及囊腫等。癤子是一種累及毛囊深部及周圍組織的化膿性炎症，好發於頭面部、頸部、臀部等處，炎症擴散會形成堅硬結節，伴紅腫熱痛，即形成鼻頭紅腫。

2. 毛囊蠕形蟎所致。生活中人們習慣將蠕形蟎稱為蟎蟲，因為它破壞人的皮膚，尤其是面部皮膚，所以最受人們關注。蟎蟲是導致鼻頭紅腫的最常見和主要原因。輕微感染者常無明顯症狀，或有輕微癢感或刺痛，局部皮膚略隆起為堅實的小結節，呈紅點、紅斑、丘疹狀，會持續數年不癒。

大多數人會出現症狀極輕的皮炎，如不加注意，便可致毛囊擴大，堵塞毛囊口，導致毛囊感染，周圍產生炎症，引發又紅又大的粉刺或黑頭粉刺，反復發作最終導致酒渣鼻。

3. 痤瘡繼發細菌感染。鼻部生長痤瘡感染細菌導致發炎，形成局部感染，鼻頭紅腫便是感染的主要症狀表現之一。

4. 胃腸機能紊亂。消化不良、習慣性便秘等胃腸機能紊亂，也會通過一系列面部症狀表現出來，常見的便是鼻頭紅腫以及痤瘡粉刺等。

5. 心血管疾患及內分泌障礙者。此類患者體內已經發生了一定程度的病理性變化，容易影響局部微循環，造成鼻頭紅腫。

6. 月經不調者。月經不調往往由於內分泌紊亂所致，在影響了女性月經的同時，也可能會導致鼻頭紅腫。

7. 有鼻腔內疾病或體內其他部位有感染病灶者也易發生鼻頭紅腫。

遠離鼻頭紅腫困擾

防患於未然

1. 調整生活方式，避免各種加重皮損的誘因，例如避免烈酒和辛辣食物的刺激，少飲濃茶、濃咖啡，多吃蔬菜和水果，適量服用維生素 B6、維生素 B12；養成良好的生活作息習慣，保持

大便通暢，保持良好的心情，避免情緒激動，避免局部皮膚刺激及日曬。

2. 長期便秘、潮紅持久者，可服用清熱解毒的中藥，避免鼻頭紅腫。

3. 維持面部清潔，並塗用祛脂消炎的外用藥。

中藥調理鼻頭紅腫

內服：

1. 枇杷清肺飲加減。生石膏 30 克，枇杷葉 15 克，知母 15 克，桑白皮 15 克，黨參 9 克，甘草 6 克，黃柏 9 克，黃芩 9 克，益母草 9 克。以上藥物加水煎煮，去渣取汁。每日 1 劑。早晚分服。

2. 涼膈散加減。大黃 10 克，芒硝 15 克，梔子 12 克，連翹 15 克，黃芩 15 克，甘草 10 克，薄荷 10 克，竹葉 12 克。以上藥物加水煎煮，去渣取汁。每日 1 劑。早晚分服。

3. 通竅活血湯加減。赤芍 10 克，川芎 10 克，桃仁 10 克，紅花 10 克，丹參 15 克，王不留行 10 克，生薑 5 片。以上藥物加水煎煮，去渣取汁。每日 1 劑。早晚分服。

外用：

將新鮮荸薺洗淨後，橫切成兩瓣，反復塗擦鼻頭，一日 5 ～ 6 次。塗擦後勿用水洗，塗上的粉汁越厚越好。7 天為一療程。

身體健康小叮嚀

鼻頭紅腫如不及時治療，還有可能導致眼部病變，引發眼睛乾燥、微痛、發癢、迎風流淚、視力下降、視力模糊及眼部異物感和灼熱感等，因此需要及時治療調理。

鼻涕流不停

天氣漸漸轉冷，鼻子又開始不舒服了。每天早晨上班走在冷列的寒風中，鼻子就會凍得生疼，進而就會緩緩淌下兩條蜿蜒的「小溪」，於是趕緊拿出衛生紙擦掉。否則不僅影響形象，更怕動作慢一點不小心流入嘴裡。鼻子經常流鼻涕，真是讓人頭疼。

探索流鼻涕根源

流鼻涕是一種常見現象，為很多人帶來了困擾。流鼻涕最多見於鼻炎，鼻息肉，鼻竇炎等。除此之外，也是其他多種疾病的典型特徵。

常見的流鼻涕原因如下：

1. 感冒。流鼻涕是感冒引起的典型症狀之一，感冒也是導致流鼻涕的最主要原因之一。一般感冒所帶來的流鼻涕症狀初期為清水樣或者黏液性，感冒後期則會出現膿涕。

2. 慢性鼻炎。慢性鼻炎的主要症狀表現就是流鼻涕，此類患者的鼻涕多為黏液性鼻涕。量可多可少，但源源不斷持續不止。

3. 過敏性鼻炎。過敏性鼻炎引起的流鼻涕多為流清水樣涕，量較多，並會伴有打噴嚏，鼻癢感等現象。過敏性鼻炎會常年性發作，也會季節性發作，且過敏性鼻炎的患者多伴有哮喘。

4. 慢性鼻竇炎。慢性鼻竇炎引起的流鼻涕多為黏液膿性分泌物，通常雙側鼻孔都會流，也有單側流出的情況。並會伴有鼻塞、頭昏、記憶力下降等現象。

5. 鼻息肉。如果鼻內有鼻息肉也會導致流清水涕，感染時伴有流膿涕的現象，並會出現鼻塞、頭昏、記憶力下降等併發現

象。

6. 鼻竇內囊腫。如果鼻子流黃水樣分泌物，則要考慮鼻竇內囊腫的可能，攝鼻竇 X 光片或者 CT 電腦斷層即可全面觀察清楚。

7. 其他因素。其他原因包括腦脊樑液鼻漏、萎縮性鼻炎等引起流鼻涕的異常疾病，其症狀表現以鼻乾痂為主，且鼻涕稠厚，少而臭。

遠離流鼻涕困擾

防患於未然

避免導致人體抵抗力下降的各種因素。如過度疲勞、睡眠不足、受涼、飲酒、吸煙等。這是因為當人體抵抗力下降時，鼻黏膜調節功能差，防禦功能低下，病毒就會乘虛入侵。因此要加強維護自身體質，提高免疫力和抗病力。

此外，多運動可增強體質，提高人體對不良條件的適應能力，並要積極治療上呼吸道疾病及全身其他慢性疾患。受涼後，可及早服用生薑紅糖水以驅除「寒邪」。感冒流行期間可服用荊芥、防風、板藍根、生甘草等配成的中藥，以減少發病機會。

在冬春寒冷季節或感冒流行期間，外出須帶口罩，盡量少去公共場所。室內注意通風，保持良好的空氣品質，同時還可以薰蒸白醋以進行空氣消毒。

食物調理流鼻涕

1. 蓯蓉金英羊肉粥。肉蓯蓉 15 克，金英子 15 克，精羊肉 100 克，粳米 100 克，細鹽少許，蔥白 2 根，生薑 3 片。先將肉蓯蓉、金英子放入鍋中水煎，去渣取汁，放入羊肉、粳米同煮

粥，待熟時，加入鹽、生薑、蔥白稍煮即可。

2. 菟絲細辛粥。菟絲子 15 克，細辛 5 克，粳米 100 克，白糖適量。將菟絲子洗淨後搗碎和細辛水煎，去渣取汁，放入粳米煮粥，粥熟時加白糖即可。

3. 蔥白紅棗雞肉粥。紅棗 10 枚，蔥白 5 根，雞肉連骨 100 克，香菜 10 克，生薑 10 克，粳米 100 克。將粳米、雞肉、生薑、紅棗先煮粥，粥成再加入蔥白、香菜，調味服用。

身體健康小叮嚀

鼻內有涕存積過多時應自行擤出，此時應採取正確的擤鼻方法，即閉口按住一側鼻孔，用力呼氣，另一側鼻孔的鼻涕即會擤出，如法左右兩側交替擤鼻涕，就能預防中耳炎。如果鼻腔充塞難以呼吸，不要用力擤鼻涕，此時很有可能是由於鼻息肉腫大所致，而非鼻涕過多，如果擤鼻涕用力過度也可能引起中耳炎。

鼻孔經常出血

鼻子裡面奇癢難耐，忍不住伸進手指挖一挖，沒想到一個不小心，居然挖出血來了，於是趕緊採取止血措施。同時覺得奇怪不已，最近挖鼻孔經常會出血，這到底是怎麼回事？

探索流鼻血根源

鼻黏膜內有豐富的血管床，又與外界直接接觸，故引起鼻出血的原因很多。如果經常流鼻血，就需要對此引起注意了，可能

你身體裡已經存在以下疾患：

1. 鼻黏膜破皮。這是造成流鼻血最常見的原因，也是習慣性流鼻血的主因。因為在鼻子靠近前端鼻中隔的地方有三條小血管交會，這三條小血管十分脆弱，而且交織在皮膚表面很淺的地帶，血管雖然細小但如果不小心被摳破，鮮血便會不斷流出。

2. 鼻子內部肉芽發炎。一旦肉芽發炎，鼻息肉便會腫起來並且疼痛不已，嚴重者也會流出血膿。

3. 高血壓。高血壓也會引起流鼻血，所以不要忽視經常流鼻血的現象，要小心背後是否有更大的危機隱藏著，最好去找醫生做個徹底的檢查。

4. 腫瘤。腫瘤所致鼻出血多是由於腫瘤本身表面潰爛引起，出血程度因腫瘤性質而異。良性腫瘤中最嚴重的是鼻咽纖維血管瘤，多發生於男性青年。其次為出血性鼻息肉。鼻腔和鼻竇的毛細血管瘤出血也較多見。

惡性腫瘤包括鼻咽瘤、原發於鼻腔和鼻竇的腺癌、鱗狀上皮癌、黑色素瘤、肉瘤等，早期可能僅為涕中帶血或血性鼻涕，損傷較大血管時會發生嚴重鼻出血。

5. 頭頸部靜脈壓力增高。慢性支氣管炎、肺氣腫、肺原性心臟病、鬱血性心衰竭等病多會導致患者咳嗽，加大頭頸部靜脈壓力，從而導致鼻道後端的靜脈叢怒張破裂而發生出血。

6. 血管壁脆性增加。動脈硬化，維生素 C、維生素 K 等的缺乏會導致血管壁韌性下降，脆性增加，從而增加流鼻血的發生機率。

遠離流鼻血困擾

止血方法

1. 將血塊擤出。止血之前，先試著將血塊擤出。因為堵在血管內的血塊使血管無法閉合。血管內有彈性纖維，當你去除血塊後，這些彈性纖維才有辦法收縮，使流血的開口關閉。有時候，擤完鼻子，用手稍微捏緊鼻子，也能停止流血。

2. 塞紗布或濕棉花。在兩邊鼻孔內各塞入一小塊消毒過的濕紗布，也有助止血。

3. 捏住鼻子。用拇指及食指將鼻孔捏在一起，持續壓緊 5 ～ 7 分鐘。如果仍未止血，再重複塞棉花及捏鼻子的動作，仍然壓 5 ～ 7 分鐘。這樣應可收到止血功效。

4. 坐直。可以坐在椅子上，身體向前傾，此時勿將頭部仰回，盡量保持身體筆直。

5. 用冰冷敷。冰冷能促使血管收縮及減少流血。可以用碎冰或冰毛巾冷敷鼻子、頸部及臉頰。

6. 塗抹軟膏。當鼻血被控制後，在鼻內塗一些維生素 E 軟膏。

7. 勿挖鼻孔。鼻腔內的血管破裂，需要 7 ～ 10 天才能完全復原。血液在凝結後便會停止流動，隨後凝結成為血塊，進而逐漸結痂；若在隔天繼續挖鼻孔，極易不慎剝落結痂，再度引發流鼻血。

8. 增加空氣濕度。呼吸時，鼻子需確保抵達肺部的空氣足夠濕潤。因此，當環境乾燥時，鼻子就需要為吸入的空氣增加濕度。使用加濕機來補充空氣濕度，可以降低鼻子的負擔，增強其生理功能，避免流鼻血。加濕機中最好加入蒸餾水。

身體健康小叮嚀 ••••••••••••••••••••••••••••••••••

　　人在流鼻血時第一反應是仰頭，但這種做法並不正確。流鼻血時的仰頭姿勢，會使血液由於重力原因順著鼻道向後流到咽喉部，如將其咽入胃內，就會刺激胃腸黏膜，產生胃部不適乃至嘔吐。

　　此外，鼻腔內血液積量過多時，有可能由鼻淚管回流到眼，出現眼角出血；當咽喉血量過多、過急時，還容易嗆入氣管及肺內。正確的處理辦法是：立即坐下，將鼻腔內血液擤乾淨，並將拇指放在出血的鼻側，食指捏住鼻頭可活動的組織來壓迫止血，指壓力度應以感到鼻痛為宜，同時讓出血者張口呼吸。

••

聞不到味道了

　　鼻子最近似乎變得遲鈍了，對許多氣味都辨別不清，少了鼻子對氣味的靈敏，即使嘴裡嚼著香噴噴的食物，也好像少了一絲痛快。鼻子為什麼要罷工？

探索嗅覺失靈根源

　　人的嗅覺非常靈敏，可以敏銳地覺察出各種物質發出的氣味，這樣人們才可以適應周圍的生活環境。一般情況下，當人體內部出現異常不適或者疾病時，便會連帶嗅覺功能受損，出現嗅覺障礙、嗅覺減低甚至嗅覺退化和喪失。如果這些不適和疾病經調理治療好轉，嗅覺又可逐漸恢復正常。

　　嗅覺障礙者在生活和工作中常感諸多不便，每個人都應該警惕平時的嗅覺遲鈍現象。影響嗅覺的疾病通常包括以下幾種：

1. 鼻腔疾病。引起嗅覺下降及喪失最為常見的鼻腔疾病，像是鼻腔血管瘤、急慢性副鼻竇炎、高位的鼻中隔偏曲及其他鼻腔良、惡性腫瘤等。這種情況隨著疾病的治癒有些人嗅覺還可以恢復到患病以前，有些情況嚴重的，如腫瘤切除後也可能永久地喪失嗅覺。

2. 鼻外傷。鼻外傷也是引起嗅覺喪失很常見的原因，因為鼻子被撞擊導致骨折、水腫或脫位，會損傷嗅神經。

3. 呼吸系統疾病。呼吸系統疾病會對嗅覺造成一定影響，如上呼吸道病毒感染，就會使嗅神經受到感染也會導致喪失嗅覺。

4. 其他疾病。失嗅還可能是由顱腦中樞性疾病而引起，如腦膜炎、腦膿腫、腦梅毒、腦外傷、腦腫瘤等，因病變損害了嗅覺中樞而發生。這類神經性失嗅較少見，治療起來也較困難，因此不容忽視。

遠離嗅覺失靈困擾

防患於未然

1. 注意防寒保暖，預防感冒。注意鼻部的日常養護，不隨意亂挖鼻孔，不往鼻內塞填東西。

2. 多多運動，增強體質，提高機體免疫力和抗病能力，預防疾病發生。

3. 注意工作、生活環境的空氣清淨，避免接觸灰塵及化學原料。保持室內空氣清新，經常開窗通風。

中藥調理嗅覺失靈

1. 枇杷飲。取枇杷葉適量，去毛，焙乾，研成細末，用茶水沖服。每日 3 ～ 6 克，每日 2 次，可治嗅覺過敏。

2. 大蒜蜂蜜方。大蒜搗爛，取汁用蒜泥，加兩倍的蜂蜜，調勻。用鹽水洗淨鼻孔，拭乾，以棉球蘸藥少許，塞入鼻腔內。可以有效的消除幻嗅感。

身體健康小叮嚀 ⋯⋯⋯⋯⋯⋯⋯⋯⋯⋯⋯⋯⋯⋯⋯

用左手或右手的拇指與食指，夾住鼻根兩側並用力向下拉，由上至下連拉 12 次。這樣拉動鼻部，可促進鼻黏膜的血液循環，有利於分泌正常的鼻黏液，從而保持鼻腔內的正常濕潤，防止鼻部損傷。

鼻子又不通氣了

鼻子頻頻出現問題，明明白天還通暢無比，到了晚上卻堵得絲毫不通氣。鼻子失去了作用，只好張開嘴巴呼吸，吸進的空氣沒有過濾，似乎滿是塵土，而且不一會就口乾舌燥了。

探索鼻塞根源

鼻塞是指鼻內有東西阻礙呼吸，致空氣流通困難。鼻塞是各種鼻部異常現象中最為好發的一種，由此可以窺見到身體可能存在的疾病。一般來說，凡是影響到鼻腔呼吸通道的寬狹的病變都能引起鼻塞。

常見的病變有：鼻腔腫瘤及息肉阻塞鼻腔的呼吸通道；鼻咽部腫瘤以及扁桃腺肥大；外傷後致鼻中隔彎曲；鼻腔的特異性感染的分泌物阻塞，如鼻梅毒、鼻白喉、鼻結核、鼻硬結症等。

另外，最常見的就是鼻炎和鼻竇炎。鼻炎和鼻竇炎為什麼會

引起鼻塞呢？其中的關鍵在於鼻腔的黏膜，起初鼻炎的鼻塞是由於黏膜的水腫而引起的，鼻道是固定的，如果鼻腔黏膜水腫必然會減少呼吸的空氣通過氣道。

鼻腔在水腫的情況下會引起一種現象，就是隨著體位的變化而出現交替性的鼻塞。隨著病變的加重，黏膜由水腫逐漸變為肥厚。至此，鼻塞就逐漸成為持續性現象，這時候就需要手術治療。鼻竇炎的鼻塞主要是因為膿液的刺激致使黏膜肥厚，由於鼻腔黏膜病變增厚，因此膿液吸不進去，吐不出來，導致鼻塞涕厚，卻無法解決，令人十分困擾。

遠離鼻塞困擾

按摩調理鼻塞

平坐，用拇、食兩指在鼻翼兩側自上而下揉摩 3 分鐘，再揉壓迎香穴 1 分鐘，當鼻腔有熱感時氣息就會通暢。每隔 2～3 小時做 次，2 天後鼻塞自然消失。若為重感冒引起輕度發熱的鼻塞，配合風池穴、合谷穴按摩也有一定幫助。

外部療法

1. 蒸熏法。以食醋 20 毫升，加熱蒸發，吸入蒸氣不久就可以緩解鼻塞。

2. 蔥的黏液可以抑制鼻部發炎。切下大蔥白色的部分，會發現切口處有黏液，此黏液治療鼻部的發炎症狀非常有效，能使空氣流通鼻內而治好鼻塞現象。同時，將黏液塗貼在鼻梁上也有一定功效。此外也可將白色部分的蔥切成細絲，放入碗裡，注入熱水，加入少量味噌，每天二至三次飲用。或者只是加入味噌服用也很有功效。

3. 蓮藕榨汁可以幫助鼻子恢復暢通。蓮藕有使皮膚黏膜收縮的作用，而且能夠消除發炎，對鼻塞很有療效。可以取蓮節一個搗碎成泥，用脫脂棉沾取後，塞入鼻孔，如此交互持續動作，可以去除鼻塞現象。沾取蓮藕汁的方法最好在睡前施行，這樣功效會更加明顯，或者直接取二、三滴蓮藕榨汁滴入鼻孔也可。

4. 用脫脂棉沾白蘿蔔的榨汁，持續交互塞入鼻孔內可以治療鼻塞。

5. 用濃的粗茶加入鹽，以洗滌器洗淨鼻腔，也可以消除鼻塞。

身體健康小叮嚀 ……………………………………………

左側鼻塞向右臥，右側鼻塞向左臥，接著用雙指夾住鼻子按揉雙側迎香穴 1～2 分鐘，即可緩解鼻塞。除此以外，用熱毛巾敷鼻，或用吹風機對著鼻孔吹熱風，再吹雙側太陽穴、風池穴、大椎穴，也可解除鼻塞困擾。

晚上鼾聲震天響

一覺睡到天亮，早晨醒來的時候，一起住的室友極為不滿的說：「你昨天晚上打鼾，吵得我一晚上沒睡好。」帶著笑臉賠了不是，心中想到，又開始打鼾了，這個習慣曾經影響了許多和自己一起住過的室友，如今又再度復發了，這可如何是好？

探索打鼾根源

打鼾是由多種原因引起的,以下幾種疾病都會導致鼾聲大起:

1. 上呼吸道狹窄或者堵塞。上呼吸道的任何解剖部位的狹窄或者堵塞,都會導致阻塞性睡眠呼吸中止。從解剖學方面來看,喉上方有 3 個地方容易發生狹窄和阻塞,即鼻和鼻咽,口咽和軟齶,以及舌根部。

因此,這 3 個地方中的任何一個出現異常腫大,都會導致打鼾。如鼻中隔偏曲、鼻息肉、肥厚性鼻炎、鼻腔腫瘤、腺樣體扁桃腺肥大、鼻咽部閉鎖或者狹窄、鼻咽腫瘤、扁桃體肥大、懸雍垂過長、咽肌癱瘓、舌體肥大、頜骨畸形、喉嚨軟骨軟化等情況,均可以引起打鼾。

2. 肥胖。肥胖者舌體肥厚,咽壁有過多的脂肪沉積,容易導致氣道堵塞。並且肥胖者肺的體積明顯的減小,從而產生肥胖性肺換氣不足綜合症,因此在睡眠中容易出現打鼾的現象。

3. 內分泌紊亂。如肢端肥大會引起舌體增大,進而導致打鼾。

4. 老年期組織鬆弛。由於年老後肌肉張力減退,導致咽喉壁鬆弛、塌陷,從而引起打鼾。

遠離打鼾困擾

防患於未然

1. 多運動,保持良好的生活習慣。

2. 避免煙酒。因為吸煙會引起呼吸道症狀加重,飲酒則會加重打鼾,並會導致夜間呼吸紊亂及低氧血症。

3. 對於肥胖者，要積極減輕體重，加強運動。

4. 睡前禁止服用鎮靜、安眠藥物，以免加重對呼吸中樞調節的抑制。

5. 在日常飲食中，應該吃新鮮水果和蔬菜以及乳製品、魚類、穀類食物。而且在食用時最好避免使用煎炸，而是用燉煮或者烘烤等。這樣不僅可減少咽喉組織的脂肪，還有助於改善人體整體的健康水準。

食物調理打鼾

1. 雙參蜜耳飲。西洋參 10 克，北沙參 15 克，白木耳 10 克。白木耳泡入溫水發透，將西洋參、北沙參與白木耳一起放入鍋中，加入適量清水，先用大火燒沸，再用文火慢燉，待湯稠時入蜂蜜調勻即可。

2. 糖漬海帶。海帶 300 克，白糖適量。將海帶洗淨，切絲，用沸水燙一下撈出，加適量白糖醃 3 日，佐餐食用。

3. 蜂蜜茶。茶葉、蜂蜜各適量。將茶葉用小紗布袋裝好，置於杯中，用沸水泡茶，涼後加蜂蜜。

4. 麻油蛋湯。雞蛋一只，麻油適量。將雞蛋打入杯中，加麻油攪勻，沖入沸水約 200 毫升，趁熱緩緩飲下，以清晨空腹為宜。

5. 橄欖茶。橄欖兩枚，綠茶 1 克。將橄欖連核切成兩半，與綠茶同放入杯中，沖入開水，加蓋悶 5 分鐘後飲用。

身體健康小叮嚀 ●●●

　　睡覺時身體保持伸直，將頭抬高，這樣的姿勢有助於減輕打鼾。可以通過抬高床頭本身，或通過確保枕頭處於合適高度，來達到這一目的，這樣就能香甜安靜的睡到天亮，你的家人也遠離了鼾聲的影響。

●●

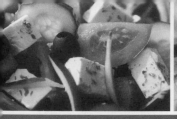
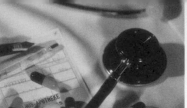
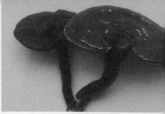

耳朵

耳朵經常嗡嗡響

最近工作量特別大，休息時間少了許多，人也因此變得疲憊不堪。有時候在白天忙碌工作的時候，耳朵裡會突然傳出嗡嗡的響聲，若隱若現卻又不絕於耳，搞得自己精神恍惚，影響了工作和生活的正常進行。

探索耳鳴根源

耳鳴是一種在沒有外界聲、電刺激條件下，人耳主觀感受到的聲音。值得注意的是，耳鳴是發生於聽覺系統的一種錯覺，是一種症狀而不是疾病。有些人經常會感到耳朵裡有一些特殊的聲音如嗡嗡、嘶嘶或尖銳的哨聲等，但周圍卻找不到發出聲音的相應聲源，這種情況即為耳鳴。

耳鳴使人心煩意亂、坐臥不安，嚴重者可對正常的生活和工作造成極大影響。耳鳴雖然不是病，卻因多種疾病而起：

1. 耳部疾病。耳鳴的原因主要是耳部的疾病，如外耳疾病外耳道炎、耳垢栓塞、外耳異物等，中耳的急慢性炎症、鼓膜穿孔、耳硬化症及內耳的梅尼爾氏綜合症、聽神經瘤，都會引起耳鳴。

2. 血管性疾病。血管性疾病也會發生耳鳴，如頸靜脈球體瘤、耳內小血管擴張、血管畸形、血管瘤等。來自靜脈的耳鳴多為嘈雜聲，來自動脈的耳鳴與脈搏的搏動相一致。

3. 全身性疾病。其他一些全身性疾病也會引起耳鳴，如腦供血缺乏、中風前期、高血壓、低血壓、貧血、糖尿病、營養不良等。一般來說，60 歲以上的人耳鳴發病率高達 30%。主要是隨年齡的增長，聽覺神經系統的退行性病變所致。

4. 亞健康。過度疲勞、睡眠不足、情緒過於緊張等亞健康現象也會導致耳鳴的發生。

遠離耳鳴困擾

防患於未然

1. 限制脂肪的攝入。大量攝入脂類食物，會使血脂增高，血液黏稠度增大，引起動脈硬化。內耳對供血障礙最敏感，當出現血液循環障礙時，會導致聽神經營養缺乏，從而產生耳鳴。

因此，人們每日的脂肪總攝入量應控制在大約 40 克，少吃各種肥肉、奶油、蛋黃、魚子、油炸食物等富含脂類的食物。每日食品中含膽固醇總量應在 200 毫克以下。少吃動物脂肪及富含膽固醇的食品，如蛋黃、動物內臟、奶油等。烹調方法盡量選用燉、煮，避免油炸、煎。

2. 多食含鋅食物。導致耳鳴的因素很多，缺鋅是一個重要原因。鋅是人體必需的 14 種微量元素中極為重要的　種，故稱「生命元素」。耳蝸內鋅的含量大大高於其他器官。如果體內鋅元素較少，就會影響耳蝸功能，引發耳鳴。含鋅豐富的食物有魚、牛肉、雞、雞蛋、各種海鮮；蘋果、橘子、核桃、黃瓜、番茄、

白菜、蘿蔔等。

3. 多喝牛奶。牛奶是營養豐富的食品，其吸收率高，利用率高，是既經濟又安全的營養保健食品。牛奶中幾乎含所有已知的維生素，如維生素 A、維生素 D、維生素 B1、維生素 B2、維生素 B6、維生素 B12、維生素 E 和胡蘿蔔素等。並且牛奶還是補鈣的理想食物，常喝牛奶，加強人體對維生素與鈣的吸收利用，對防治改善血液循環和耳鳴症狀很有幫助。

4. 常吃豆製品。營養專家認為，人體補充鐵質可以擴張微血管，軟化紅血球，保持耳部的血液供應，有效地防止聽力減退或耳部不適現象。大豆中鐵和鋅的含量較其他食物高很多。大豆中還含有大量的鈣，能夠補充耳蝸鈣代謝不足，改善耳鳴症狀。

身體健康小叮嚀

早晨起床後、午飯後、睡覺前各做一次叩齒運動，每次做三分鐘左右，站立、坐著做均可，可有效防治耳鳴。具體方法為：眼睛平視前方或微閉，舌尖輕頂上顎部，上下牙齒互相叩擊 100 次。

叩齒完後，用舌沿上下牙齒內外側轉攪一圈，將口水慢慢嚥下。叩齒能促進牙齒周圍組織及牙髓腔部位的血液循環，增加牙齒的營養供應，而且對大腦有輕度的刺激作用，對提高聽力、預防耳鳴都有較好的功效。

耳朵老發癢

耳朵裡總是奇癢無比，經常忍不住想去挖挖摳摳。似乎掏耳

朵已經形成了習慣，一天不掏就渾身不舒服。結果耳朵卻越掏越癢，形成了惡性循環。耳朵一旦發起癢來，渾身上下都難受！

探索耳朵發癢根源

耳朵發癢包括兩種情況，一種是耳道裡面發癢，一種是耳朵外部周圍肌膚發癢。無論是哪種發癢情況，都說明耳朵以及體內出現了一定程度的不良反應，需要及時引起注意。

1. 外耳道黴菌病。這種病好發於夏秋潮濕季節，外耳道也比較潮濕，耳垢增多。

2. 外耳道皮膚搔癢症，耳道皮膚有一種類似螞蟻爬的感覺，這種情況多見於老人。

3. 耳局部病變。脂溢性皮炎、慢性外耳濕疹和彌漫性外耳道炎等也會引起耳朵發癢。中耳炎長期流膿，對皮膚產生刺激，引起皮炎、濕疹樣皮炎、進而結痂也會導致耳朵發癢。外耳道真菌病，容易發生在溫熱潮濕的環境中，真菌生長，會刺激皮膚表層，進而向皮膚深部侵犯，引起彌漫性皮炎，導致耳朵發癢。耳皮膚癬以及昆蟲刺傷或咬傷，也會引起耳癢。

4. 凍傷。如果天氣寒冷，耳朵經常暴露在空氣中接受低溫乾燥的空氣刺激，耳廓就容易發生凍傷。凍傷最初會出現麻木感，繼而紅腫有灼熱和刺癢感。

5. 身體疾病。糖尿病患者的身體肌膚較為乾燥，耳部皮膚容易出現搔癢狀況。如果患有膽道堵塞，體內膽鹽量增加，也會引起耳部發癢。

遠離耳朵發癢困擾

防患於未然

1. 吹乾耳朵。每當洗澡時不慎弄濕耳朵後，不論是否有感染或發癢的跡象，都應該記得去除耳朵內的水分。可先將外耳向上及向外拉，使耳道伸直。用吹風機在距離耳朵 5～10 公分處向耳內吹。以暖風或冷風吹 30 秒。如此可以消除細菌及黴菌生長的溫濕環境。

2. 游泳時請用耳塞。愛游泳的人要加強對耳朵的保護措施，游泳時可以戴上柔軟的耳塞，避免耳內進水，並選擇乾淨的游泳池，不要在骯髒的水域游泳。洗頭髮或洗澡時，也別忘了戴耳塞。如果容易患中耳炎，保持耳朵乾燥是非常重要的。

身體健康小叮嚀 ·······························

有人習慣經常清除耳垢，殊不知，耳垢有若干用途，包括提供良性菌棲身處。這是耳內天然的防禦措施。此外，被耳垢覆蓋的耳道有防潮功效。常挖耳朵的人把耳垢隨時挖得光光的，耳朵皮膚變得太乾燥就會癢，癢就會想再挖，挖後又更癢，如此惡性循環就會越來越糟。因此不要經常清除耳垢。

··

耳屎增多了

耳朵裡的耳屎過不了兩天就會積攢一大堆，掏過之後馬上覺得聽覺清晰了不少。可是沒多長時間，隨著耳屎的繼續增多，耳道漸漸又被堵住，真是讓人頭疼不已。雖然想馬上清理乾淨，可

是勤掏耳朵也不是好習慣。面對這樣的情況，掏也不是，不掏也不是，真是不知如何是好。

探索耳屎多根源

耳屎是人體外耳道內皮膚上的耵聹腺分泌出來的物質，醫學上稱之為「耵聹」。耳屎一般呈淡黃色片狀，附在外耳道的四壁上。一般人會將耳屎視為人體的排泄物，其實不然，它可以保護外耳道，防止水或昆蟲、異物進入耳道，並且含有腺體的分泌物及免疫蛋白，所以稍帶有抑制細菌生長的作用。

一般來說，一段時間之後耳朵便會積累出一些耳屎，這些耳屎會隨著咀嚼、吞嚥、打哈欠、跑跳等運動掉出耳外，不會影響耳部健康。如果發現短期內耳屎驟然增多，則可能表示身體出現異常狀態，某些部位可能已經發生了疾病。

1. 外耳道皮膚長期慢性充血。外耳道皮膚長期慢性充血容易刺激耵聹腺分泌，耳屎會隨之增多。

2. 中耳炎。中耳炎會誘發外耳道乳頭狀瘤，同時，還容易將黴菌帶進外耳道，使耳道奇癢難忍，耳屎增多，甚至流黃水。

3. 咽喉疾病。當咽喉黏膜出現異常的時候，也會影響到耳朵。某些咽喉疾病，如急性扁桃體炎、急性喉炎、氣管炎等均會引起耳朵癢或痛，並會導致耳屎分泌增多。遇到這種情況，只要等咽喉疾病痊癒後，耳朵癢痛的感覺以及耳屎增多的現象也就自然消失了。

遠離耳屎多困擾

防患於未然

耳朵本身就有自我清潔保護的功能，所以大部分的人不需要刻意清除，特別是成年人，耳道較寬，在咀嚼、打哈欠、張嘴或講話、運動時，鬆動的耳屎可自行排出外耳道。但是嬰幼兒因耳道狹窄，容易出現耳屎阻塞，則需定期小心清理。

注意喝水，每天攝入足夠的水分，保持體液充足，防止上火。養成良好的生活作息習慣，多吃新鮮的時令蔬菜和水果，保證各種維生素、微量元素以及膳食纖維的攝入。

如果要挖耳朵，最好使用棉花棒，輕輕在外耳道轉動，然後耳朵朝下，則耳屎可自行出來；盡量不要用指甲、鐵製挖耳棒等尖銳物品挖掏耳朵。挖耳朵一般一周左右一次即可；但在灰塵較多的地方或有「油耳」的人可適當縮短週期，根據自己的情況掌握。

身體健康小叮嚀 ●●●●●●●●●●●●●●●●●●●●●●●●●●●●●●●●●●●

游泳時應注意加強耳朵的防護，避免耳道進水引起耳屎堵塞、中耳炎、急性咽鼓管炎等疾病。由於耳屎容易吸水膨脹，在游泳後，水分流入外耳道就會使耳屎迅速膨脹，以致突然發生耳痛和聽力降低。

如果耳屎位置較深，還會壓迫鼓膜引起耳鳴、耳痛和頭暈等不適現象。中耳炎是耳朵游泳進水所致的多發病，其症狀主要表現為外耳道灼熱、發癢、疼痛、腫脹、流膿，部分患者還伴有發燒，主要是因為水壓變化引起，使得耳朵抗感染能力減弱而引起發炎，所以在游泳的時候一定要加強耳朵防護。

耳朵疼！讓人受不了

耳朵疼痛雖然只是局部症狀，但痛感明顯，且往往還會產生
「痛入腦髓」的感覺，牽引至整個同側頭部都感覺疼痛不適，讓
人非常苦惱。引起耳朵疼痛的原因有很多，有可能是由於噪音，
也有可能是因為疾病。

探索耳痛根源

耳朵疼為一常見症狀，可分為耳源性耳朵疼、反射性耳朵疼
以及神經性耳朵疼三種。由於耳部感覺神經非常豐富，和鄰近器
官的神經聯繫也很密切，如果出現耳痛現象，一般情況下即提示
耳朵部位患有疾病。

除此之外，耳痛也可能是由鄰近器官發生疾病所引起的反射
性耳痛。通常，耳痛主要是由相關部位的發炎引起，包括外耳道
炎、中耳炎、急性化膿性中耳炎、耳道癤腫、耳皰疹等。

1. 中耳炎。一般耳道紅腫，發癢，血液化驗白血球會增高。
嚴重者會影響聽力，出現發燒，耳痛等症狀。

2. 急性化膿性中耳炎。在中耳腔內發生細菌性感染時，膿液
不斷增多，對疼痛敏感的鼓膜形成直接壓迫，就會引起耳內陣陣
疼痛，通常呈搏動性疼痛。急性化膿性中耳炎的疼痛部位多在耳
道深部，在人們進行吞嚥、打哈欠或擤鼻涕時，耳痛會加重。急
性化膿性中耳炎多因上呼吸道感染、急性鼻炎或鼻竇炎引起，炎
症經咽鼓管進入中耳。

3. 頜骨發炎。疼痛部位在耳垂下側，主要症狀為疼痛和紅
腫，重者伴有發燒等症狀。一般由外傷引起。

4 外耳道癤腫。當外耳道炎沒有及時治療時，或耳道肌膚長期受到水的浸漬，以及局部皮膚表面抵抗力下降時，就容易引發耳道癤腫，癤腫會逐漸腫脹、化膿、堵塞耳道，進而引起疼痛。

5. 耳皰疹。耳皰疹多見於耳廓上，引起的耳痛類似於針刺或燒灼，少數人還會伴隨聽力下降、噁心、嘔吐等症狀。

6. 其他疾病。耳腫瘤、耳道或中耳腔內發生惡性癌腫，隨著病情的發展，會出現不同程度的耳痛。另外，耳朵四周神經較為豐富，在受到過強過久的雜訊或不明原因的刺激時，常常會出現陣陣耳痛。

遠離耳痛困擾

防患於未然

保持耳朵內外壓平衡。如游泳時，最好使用耳塞堵住耳朵，防止進水，但避免使用過緊的耳塞。潛水時避免穿頭套過緊的潛水衣，以免在下降時阻礙壓力的平衡。乘坐飛機時，起飛和降落時得張開嘴巴，或咀嚼口香糖來緩解耳部內外壓力差。

食物調理耳痛

1. 核桃仁炒腰花。豬腰 300 克，核桃仁 100 克，淫羊藿 10 克，菟絲子 10 克，芡粉、食鹽、白糖各適量。豬腰洗淨切成花塊狀，核桃仁切成粗粒。淫羊藿和菟絲子放入鍋中加水煎煮，去渣取汁後浸泡豬腰 1 小時，取出豬腰瀝乾以芡粉漿好，放入油鍋爆熟。另起油鍋將核桃仁爆熟後，將豬腰倒入一起翻炒，最後放入調味料即可。

2. 烏雞金針湯。烏雞肉 750 克，金針 100 克，食鹽、味精各適量。烏雞肉洗淨切塊，金針泡發洗淨，去掉雜質。二者一起放

入鍋中加水煮沸，加調味料即可。

身體健康小叮嚀

我們在感到疲憊或困頓的時候往往會打哈欠，這是身體的一種自主反射性行為，可以交換人體內部的氣體，緩解疲勞。實際上，打哈欠還是防止和緩解耳痛的一種簡便方法。

由於在打哈欠時，人體嘴巴張大，下頜向下伸展，牽動耳部進行運動，使耳咽管打開，就會改善耳部內外的壓力差，從很大程度上預防和緩解了耳部疼痛的現象。由此可見，打哈欠的確是一種防治耳痛的有效方法，其效果甚至比咀嚼口香糖還要好。

看看你的耳朵顏色

平時也許人們未加注意，其實耳朵也會發生顏色變化。除了天冷耳朵會變紅外，實際上，耳朵還會有發黃、變白等多種顏色變化。這些變化形式多與人體內部的健康狀況直接有關。耳朵部位的反射區較多，與人體內部大部分臟器均有對應關係。因此，通過觀察耳朵的顏色，即能對某些器官的健康水準進行判斷。

探索耳朵變色根源

天氣寒冷的時候，耳朵受凍，局部血管緊縮，耳朵就會發紅發脹，一旦回到正常溫度下，耳朵的顏色就會隨之恢復正常。這種情況下，耳朵的顏色變化是正常現象。除此情況之外，如果耳朵的顏色出現異常變化，如變白、發黃等，往往說明人體內已經

發生了一定程度的不良反應，甚至已經生成疾病。

由此可見，通過耳朵的顏色變化可以觀察人體的疾病狀況，不同的顏色能夠反映出不同的疾病。

1. 耳朵發白。耳朵發白是指耳廓顏色發白，如果耳朵發白且變薄，多是腎衰竭的表現。中醫認為腎開竅於耳，因此腎臟病變會通過耳朵予以表現。當腎功能受損時，耳朵會變白，並伴有腰痠腿痛、毛髮枯槁、臉色黯淡等症狀。

2. 耳朵青黑。耳朵青黑是指耳廓色暗發黑，表皮乾枯，這種症狀多見於劇烈疼痛及腎功能嚴重受損。中醫認為，耳起五色，青黑為痛。因此，耳朵的顏色變得青黑多為人體內部某些腫瘤、神經、血管等疼痛型疾病所致。

除此以外，耳朵青黑也常說明體內疾病的發展較為嚴重。如有此種情況，一定要及時去醫院進行檢查治療。

3. 耳朵鮮紅。耳朵易紅者往往說明局部血管較為敏感，一旦受到刺激便會出現明顯的反應，如受寒受凍會導致耳朵變紅，害羞拘謹時也會引起耳朵血液上湧以致變紅。

此外，耳朵的顏色變得鮮紅還是急性熱病以及耳部急性炎症的典型反應，人耳部軟骨膜炎、急性化膿性中耳炎、急性化膿性乳突炎等。這些疾病多發展迅速，病情變化多端，並常伴有其他身體不適反應，應及早進行檢查。

4. 耳朵發黃。耳朵發黃多為黃耳病所致，除了耳朵發黃外，還會有身體發熱或發愣、背部僵硬等症狀。中醫認為本病是由於腎虛所致，一旦發生，應立即檢查診治。

遠離耳朵變色困擾

食物調理耳朵變色

1. 涼拌豬耳朵。豬耳 500 克，大蔥 50 克，醬油 40 毫升，辣椒油 50 毫升，味精 10 克，花椒粉 2 克，香油 25 毫升。將豬耳朵殘毛鉗盡，刮洗乾淨；先用開水汆透，再刮洗一遍，入湯內煮熟，撈出後用冷水漂上。蔥切末。將蔥、醬油、辣椒油、味精、花椒粉、香油調成醬汁；將豬耳朵切成大片，用醬汁拌勻即可。

2. 龍眼黑芝麻粥。龍眼肉 25 克，黑芝麻 30 克，粳米 60 克。將粳米淘洗乾淨，與其他材料一起放入鍋中，加入適量清水，先用大火煮沸，再用小火熬煮成粥即可。

3. 板栗燒鱔魚。去殼板栗 100 克，鱔魚 300 克，料酒、蔥段、蒜片、薑片、白糖、醬油各適量。鱔魚洗淨切段，與板栗一起放入鍋中加入少許清水和料酒以及蔥段、蒜片、薑片，先用大火燒沸，再用小火燉煮，熟後用糖、醬油調味即可。

4. 參須棗湯。紅參須 6 克，紅棗 50 克。紅棗洗淨去核，紅參須洗淨，二者一起放入鍋中加水煎煮，待其沸騰後晾溫，吃棗飲湯即可。每日早晚分別 1 次。

不要疏忽耳朵後面

不要以為耳朵後面是一個隱蔽的部位，就可以掉以輕心。耳朵後面也常常會出現各種異常現象。並且正是由於耳廓遮蓋了耳朵後面的部位，使得這些異常往往被人忽視，不為所知，從而耽誤了早期調理的時機。

探索耳後異常根源

耳朵後面的異常現象包括很多，常見的有耳後腫脹、出現紅筋等。通常，這些異常現象各自代表了不同的疾病資訊。

1. 耳後腫脹。耳後腫脹是指耳朵後面的局部肌膚腫起脹大，嚴重者甚至連耳後溝都可能消失不見，同時還往往伴有皮膚變紅的現象。耳後肌膚腫脹多是外耳道癤、急性乳突炎、乳突膽脂瘤及中耳乳突結核的先兆。

耳後腫脹可分為炎性和非炎性兩類，炎性耳後腫脹會導致耳部疼痛和全身發寒或發熱，這些表現比較明顯；非炎性耳後肌膚腫脹則多為腫瘤所致，需要盡快予以治療。由於這兩者的治療方法和治病後果大不相同，因此如發現耳後腫脹，應立即到醫院進行檢查，實行對症治療。

2. 耳後有紅筋。耳後有紅筋是指耳背部出現明顯的顏色鮮紅或暗紅的條狀凸起，這些條狀凸起就是血管。耳朵背後的血管變成紅筋，即是局部發生病變的表示。一般情況下耳後有紅筋，多是痘疹先兆。

一般來說，紅筋色輕者，之後出的痘疹狀況也相對較輕。如果紅筋色重，甚至偏紫偏黑，則說明接下來的痘疹狀況較為嚴重。除此之外，有時候身體方面的疼痛性疾病也會導致耳朵後面出現紅筋。

遠離耳後異常困擾

食物調理耳後異常

1. 合川桃片燒白。糯米 500 克，核桃 300 克，米飯 150 克，雞蛋 150 克，紅豆沙 200 克，玫瑰花 50 克，白砂糖 1000 克，蜂

蜜25克，菜籽油100毫升。在每兩片桃片之中夾上豆沙餡，裹勻芡粉；入熱油鍋中炸至皮酥呈金黃色時起鍋；糯米拌上白糖待用；將桃片在碗中定成一封書形，兩邊再各放上一片，裝上糯米，入籠蒸熟；然後翻扣於圓盤內，淋上蜂蜜，撒上白糖即可。

2. 紅燒肉飯。蘿蔔乾100克，五花肉350克，米飯150克，大蔥5克，薑3克，鹽4克，料酒15毫升，醬油15毫升，沙拉油30毫升，白砂糖15克。五花肉洗淨後放入燒沸的水中汆過，撈出切塊；燒熱油鍋，爆香薑片；放下肉塊，煸炒至出油；加入料酒、醬油和白糖翻炒；放入適量清水燒沸，燒燉後放入蒸好的白米飯攪勻，添上切好的蘿蔔乾即可。

身體健康小叮嚀 ·······················

　　耳後腫脹一定要及早確診，盡快治療。日常生活中，洗臉及洗澡時不要忘記耳後部位的清潔，可拿毛巾沾清水擦洗耳後，隨洗臉一起進行，避免耳後藏汙納垢，為疾病的產生發展提供機會。

···

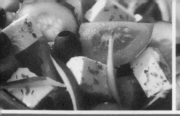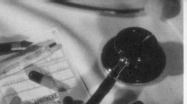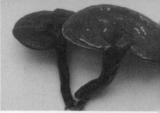

口腔咽喉

睡覺會磨牙

住過宿舍的人想必都有過這種經歷，夜裡睡得正香時卻被一陣類似於老鼠啃食物的「咯吱咯吱」聲音驚醒，這聲音不大，卻清晰入耳，在靜謐的夜裡十分明顯，吵得人心煩意亂，難以入睡。第二天早晨向「聲源」發問，其卻懵然不知，這便是典型的磨牙現象。

探索磨牙根源

人在睡眠中習慣性磨牙，或清醒時有無意識的磨牙習慣，稱為磨牙症。磨牙不但會打擾周圍人的睡眠，磨牙者本身的牙齒也會受到磨損，其牙周組織、下頜骨節功能均會受到一定程度的危害。專家指出，磨牙的病因與精神性、情緒性、牙源性、系統性、職業性、自發性等多種因素有關。有磨牙症狀的人千萬不可輕忽，應盡快找出病因，做適當的改善。

1. 胃腸道膨脹。睡前吃了過多零食或食欲亢進，晚餐食用過多，造成腸胃道晚上有膨脹感，就會出現磨牙、說夢話等現象。

2. 胃腸消化功能下降。如果胃腸功能下降，體內的乳酸代謝物未能及時得到處理與排泄，聚積在體內，致使身體肌肉呈緊張

不規則地收縮。而人體的下頜關節運動肌最為敏感，在夜晚睡覺時，便會反應出磨牙、睡不安穩等症狀。

3. 牙齒疾病。由於牙齒咬合的障礙，夜晚睡覺時會無意識的增加牙齒的磨動來去除咬合的障礙。蛀牙、牙周病、牙齦腫脹等牙齒出現異常病變時，也會引發口腔不適，最直接的表現就是在夜晚以磨牙的徵兆反映出來。

4. 精神不振。日常精神緊張、壓力增加，在精神壓力的作用下，人體下頜骨肌肉的緊張性也會隨之提高，夜晚支配咬肌的三叉神經，就會在睡眠時逐漸減弱，失去其支配的功能，使得咬肌不自主的運動，造成磨牙。

5. 全身其他因素。營養缺乏、血糖血鈣濃度、內分泌紊亂等都可能成為磨牙症的發病因素。另外，尿酸增多症、甲狀腺亢進、過敏、膀胱應激症等，也有可能會引起磨牙。

遠離磨牙困擾

防患於未然

1. 減輕大腦興奮。睡前休息放鬆，保持心情平靜，或做合適的運動適當增加身體的疲勞以加快入睡、促進睡眠品質。睡前尤其避免食用巧克力或飲用咖啡、濃茶等刺激性食物，不要看刺激驚險熱鬧的電視劇、書籍等，減輕大腦的興奮性，培養良好的睡眠習慣。

2. 糾正牙頜系統不良習慣。日常生活中的不良用牙習慣均需要改正，如單側咀嚼、咬鉛筆、常嚼口香糖等。

3. 合理飲食。飲食上注意清淡有營養，避免睡前吃太多的東西，戒煙戒酒，三餐定時，多吃維生素含量豐富的食物，生活富

有規律，可以起到很好的調節預防作用。

4. 緩解壓力。三五好友聚會聊天，放鬆心情，調整心態，抒發心中的不滿委屈，獲得有效的支持鼓勵和意見，保持良好的心理狀態。

食物調理磨牙

1. 芝麻核桃醬。蠶豆 100 克，芝麻、核桃各 30 克，豬油、白糖各少許。把蠶豆倒入水中煮一下，撈出來，把豆瓣撥出來，用湯勺搗成醬；把核桃仁用刀背敲碎了，用豬油和芝麻一起炒；最後將豆醬放入糖和核桃仁芝麻一起炒一下就可以了。

2. 橘皮糖片。橘皮適量。將橘皮洗淨，放入白糖水中浸泡 5 天，每晚睡前吃 1 個橘子皮，連續 3 ～ 4 天可有效改善磨牙現象。

3. 杞菜豬胰湯。鮮枸杞菜 250 克，金針 20 條，蜜棗 3 個，豬胰 1 條，食鹽、醬油、五香粉各適量。枸杞菜洗淨切段，金針去蒂洗淨泡發，豬胰洗淨切段。將三者與蜜棗一起放入鍋中加水先用大火燒沸，再用小火熬煮熟爛，加入調味料即可。

身體健康小叮嚀 ••••••••••••••••••••••••••

製作一個牙墊，晚上睡前戴在牙頜上，早晨取下，能夠極大程度上緩解下頜肌肉緊張。這種方法不僅有助於預防磨牙，還能緩解牙齒磨損，是非常受歡迎的防治磨牙的方法之一。但其並不能從根本上治療磨牙，因此磨牙者還需要明確病因，對症治療。

刷牙發現流血了

早晨起床睡眼惺忪地去刷牙，誰知吐出牙膏沫後，竟發現其中混有血絲。有可能是因為最近喝水少，上火所致，這麼想過之後，便沒有放在心上，聽之任之了。許多人都曾出現過刷牙流血的現象，但卻並未引起注意。實際上，這是口腔疾病的關鍵信號。

探索牙齦出血根源

生活中，早晨刷牙或進食時，如果牙齦受到刺激就很容易出血。但刺激消除後，出血很快就會止住。一般情況下因為人們沒有痛感或痛感較弱，常常滿不在乎，將其忽視，很少有人因此去看醫生。然而，如果牙齦經常出血就該引起高度警惕了，這常常是疾病的報警信號。

1. 口腔疾病導致的牙齦出血。如牙齦炎和牙周病等口腔疾病，是引起刷牙流血的常見疾病原因。這是因為有牙周病或牙齦炎時，牙齒周圍的組織發生病變，牙齦水腫，牙齦內大量新生血管充血擴張，牙齦變為暗紅色，質地變得柔軟、水腫，通透性增強，一旦刷牙不當就會引起牙齦出血。

2. 內分泌變化導致的牙齦出血。女性在青春期或妊娠期，由於內分泌調節的變化，牙齦出血也時有發生，此時期過後多能自癒，一般無需特殊治療。

3. 全身疾病導致的牙齦出血。如白血病、血友病、血小板減少性紫癜、再生障礙性貧血等，可發生牙齦出血。多為廣泛性自動出血，量多、不易止住。肝硬化、脾機能亢進、腎炎後期，也

會發生牙齦出血。

遠離牙齦出血困擾

防患於未然

1. 養成良好的口腔衛生習慣。早晚刷牙,每次 3 分鐘。飯後漱口,清除汙物和食物殘渣。

2. 掌握正確的刷牙方式。上牙要由上向下旋轉地刷;下牙由下向上旋轉地刷;上、下牙的裡面要順牙縫刷;嚼東西的牙面應前後來回地刷。而刷牙除須掌握正確的方法外,還要注意刷牙水的水溫。牙齒適宜在 35 ～ 36℃下進行正常的新陳代謝。如果長時間使牙齒受到驟熱或驟冷的刺激,不僅容易引起牙髓出血和痙攣,還會縮短牙齒的壽命。

3. 少食用堅硬食物,多補充維生素 C。這樣做,有助於減少牙齦受損的風險及避免因缺乏維生素 C 而導致全身性出血的發生。維生素 C 含量豐富的食物包括奇異果、柳丁、柑橘、番茄、黃瓜、芹菜、鳳梨、西瓜等新鮮蔬菜瓜果。

4. 女性月經期、妊娠期要注意保持口腔衛生。通常在經期及妊娠期過後,牙齦出血就可明顯減輕。

5. 定期洗牙。最好半年洗一次牙,清除齦溝內積存的食物碎屑和附著在牙齒表面的菌斑。由於牙齒在徹底清刷後的半小時內即會有新的菌斑形成,在 30 天內可達到最大量,久而久之即成為牙結石,可引起牙齦炎、牙周病等。因此最好定期洗牙。

中藥治療牙齦出血

地骨皮大黃方。地骨皮 150 克,炙大黃 90 克。先加水 1000毫升,浸泡 2 小時,加熱至沸 15 分鐘後取出藥液;再加水 500

毫升，煮沸 15 分鐘取藥液，合併兩次藥液過濾去渣，再加食醋 200 毫升，混勻裝瓶。每天含漱 25 至 50 毫升，每日 3 至 5 次，用完即可。

玉竹旱蓮草方。玉竹 15 克，旱蓮草 9 克，食醋適量。將玉竹、旱蓮草加水煎煮，去渣取汁，然後兌入食醋服用。每天 1 劑，連服數劑。

身體健康小叮嚀 ●●●●●●●●●●●●●●●●●●●●●

當牙齦出血後，須及時清潔口腔或定期洗牙，以去除細菌生長繁殖的環境。可先用棉花棒去除血跡，然後用清水漱口，保持口腔衛生。接下來最好到醫院進行檢查，診治口腔疾病，並且徹底去除牙垢。

●●●●●●●●●●●●●●●●●●●●●●●●●●●●●●●●●●●●●

黃板牙，真難看

一口潔白健康的牙齒能讓笑容變得更加甜美動人，而如果微笑的時候露出一口黃板牙，未免太煞風景了。由此可見，潔白的牙齒能讓人們在日常的人際交往中更加自信。而黃板牙不僅有損儀容，也是牙齒不健康的表現。

探索牙黃根源

正常人牙齒健美的標準是：無齒病，整齊，潔白，無牙周病；口中無異味，能進行正常咀嚼功能。美觀的牙齒應該是：形態上，近似垂直生長、牙齒根部以下埋在粉紅色牙齦之中；顏色上，呈乳白色，有良好的光澤；品質上，完整無缺，無蝕洞、無

殘齒和殘根；排列上，應該排列整齊，有正常的咬合。

把牙齒剖開來看，縱斷面有三層組織，最外面的是琺瑯質，因人而異，略有出入，這是因為每個人牙齒的鈣化程度不同，有的人牙齒呈乳白色，有的人是淡黃色，這都是健康的。但是，許多大黃牙則是病態的，要找出導致它們變黃的原因，必要時要及時去看醫生。

1. 健康因素。牙齒在發育過程中由於營養不好或生過病，會使牙齒的鈣化受到影響，牙齒會黃而鬆脆。

2. 衛生習慣。有些人不注意口腔衛生，沒有早晚刷牙習慣，牙齒的表面堆積一層食物殘渣、軟垢、牙結石、煙漬、茶漬等。這些「黃牙」不是牙齒本身發黃，是不注意口腔衛生造成的。

3. 幼兒疾病。在小兒牙齒發育鈣化期患了比較嚴重的全身疾病，如缺鈣、營養不良等，病程長就會影響全身營養代謝功能，牙齒會失去光澤、不透明、呈黃褐色等。

遠離牙黃困擾

防患於未然

1. 早晚刷牙，飯後漱口。用刷毛質地上乘的牙刷，認認真真地刷上三分鐘，做到真正有效地清潔牙齒。飯後不要立即刷牙，可以先用清水漱一下口，等一到兩個小時以後再刷，這樣更有利於牙齒健康。

2. 選擇合適的牙膏。選擇牙膏要注意兩點，一是含氟，因為長期使用含有氟配方的牙膏可以有效防止蛀牙；二要看牙膏的磨擦劑選用何種原料，粗糙的磨擦劑會對琺瑯質造成磨損。因此，在選擇牙膏時，可在以上兩點的基礎上，選用具有美白功效的牙

膏。

　　3. 均衡飲食。適量分配一天中的各餐，吃一些能讓牙齒更好的食物，如胡蘿蔔、紅皮白蘿蔔或者蘋果，這些食物在咀嚼的時候，能在牙齒表面進行摩擦，可以起到清潔牙齒的作用。

　　4. 用檸檬潔牙。每晚在刷牙後，用紗布沾些檸檬汁摩擦牙齒，牙齒就會變得潔白光亮。檸檬的洗淨力強，又有潔白作用，且含有維生素 C，能強固齒根。

　　5. 多喝水。每個人一天需要喝 6 ～ 8 杯水，尤其吃過東西之後，如果無法立刻刷牙，記得喝一杯水來清洗口腔，減少一些蛀牙機會。

　　6. 吃無糖口香糖。吃過東西之後，如果不能立刻刷牙，嚼 5 分鐘以上的無糖口香糖是一種替代方法。吃完飯後，若能嚼一片口香糖，可把飯後殘留在齒縫間的殘渣，通過咀嚼的動作盡量去除。

　　若是任由食物殘渣存留在牙齒上，酸性物質會腐蝕牙齒表面，影響牙齒的健康，而且容易形成污垢。而咀嚼口香糖時口中分泌的唾液正好可以中和酸性，適度地保護牙齒，保持口腔清潔和牙齒潔白。

　　7. 去除煙垢。吸煙不但有害健康，而且易在牙齒上留下一層黃黃黑黑的煙垢，影響美觀。其實，若想消除牙齒上的煙垢，只要在嘴裡含半口食用醋，然後以食用醋漱口三分鐘，再用牙刷輕輕刷洗牙齒，最後用清水漱口。依此方法，每天早上、中午、晚上做三次，三天後便能擁有一口亮麗潔白的牙齒。

舌頭腫脹，好難受

嘴裡總是感覺被什麼東西充塞著，有異物感，原來是舌頭腫脹。不知為什麼，舌頭突然變得腫大肥脹，敏感性也下降了許多，用牙齒小心地咬一咬，幾乎都沒什麼感覺。舌頭腫脹，讓人好難受。

探索舌頭腫脹根源

舌頭腫脹表現為舌體增大，舌邊有齒痕，又稱舌胖大。舌頭腫脹讓人感覺非常不適，情況嚴重者，舌頭會塞滿口腔，轉動不靈，甚至影響到呼吸和語言。更有甚者，還會伴有舌頭紅腫，舌上出現芒刺等現象，這表明可能有重症。

1. 氣虛或有水濕。中醫認為，舌胖而苔膩的多屬痰濕或顯熱；舌色鮮紅腫脹，是心胃有熱；舌紫油而腫，多因酒毒上沖；如果舌腫連口唇也腫大青紫，是血液凝滯，常因藥物中毒。

2. 肺炎，猩紅熱或其他發高熱的疾病，都可以引起舌頭腫脹。

3. 膽或胰腺問題。腺垂體分泌生長激素過多，會出現舌頭腫脹的情況。除此，下頜、手指、腳趾等部位共同肥大。

4. 甲狀腺功能減退、慢性腎炎尿毒症以及急性中毒者。現代醫學認為，舌頭腫脹，主要與舌體的結締組織增生、組織水腫，或血管、淋巴回流障礙等因素有關。

5. 其它部位連帶影響。舌頭的脹腫也可能受其它部位腫脹的影響，如嚴重的喉頭水腫或甲狀腺極度腫大者。

遠離舌頭腫脹困擾

食物調理舌頭腫脹

1. 蓮子梔子羹。蓮子 30 克，梔子 15 克，冰糖適量。將以上材料一起放入鍋中加水燉煮，沸騰後再用小火煮至熟爛，吃蓮子喝湯即可。

2. 豬肝菊花湯。豬肝 1 付，菊花 30 克，食鹽少許。豬肝洗淨切塊，菊花用紗布包好，與豬肝一起放入鍋中加水煮熟，調入食鹽即可，吃肝喝湯。

3. 粳米綠豆粥。石膏粉 30 克，粳米、綠豆各 50 克。先用水煎煮石膏，然後過濾去渣，取其清液，再加入粳米、綠豆煮粥即可。

4. 川貝冰糖梨。川貝母 10 克，梨 2 個，冰糖適量。川貝搗碎成末，梨削皮切塊，加冰糖適量，清水適量燉服。

身體健康小叮嚀 ••••••••••••••••••••••••••••••••••

舌頭腫脹，有時和口腔衛生有關。可以採用一些簡單的辦法清洗舌面，包括用專門的軟毛刷輕輕地刷舌面，切記不能太用力。也可以用鹽水和漱口水漱口，或是使用沖牙器來沖洗舌背。千萬不要用硬板類、銳利的器具使勁刮舌苔。

••

觀察舌頭的顏色

許多人都過分關注自己的身體健康，稍有不適便馬上吃藥打針，唯恐自己有個「三長兩短」。然而舌頭卻被很多人忽略了，

實際上通過觀察舌頭也能看出疾病端倪。舌頭除了會腫大之外，其顏色也會發生變化。

探索舌色異常根源

健康的舌頭顏色淡紅潤澤，一旦出現疾病，舌頭也會有相應的異常徵象出現，舌頭的顏色變化即是其中一個重要表現。經過研究發現，舌頭的顏色變化與某些疾病的產生發展有著密切的關係。

1. 舌色深紅。舌質呈深紅色，多是黏膜下血管擴張或增生，與人體內營養不良及維生素缺乏有關。中醫認為，患有溫熱病時，舌質深紅色說明熱邪已入體內；如果舌色深紅而鮮豔，則是心包受病；如果舌色深紅且發乾，說明熱邪已經深入血液。

2. 舌色絳紫。舌質呈絳紅中泛青紫色，或全舌呈均勻的紫色，常見於某些先天性心臟病及肝病、鬱血性心力衰竭等症。中醫認為，絳紫成因，多是血液淤滯造成，常由寒熱、酒毒、食積、痰結、濕熱等引起，其中濕熱病較為多發。在濕熱病中，舌紫而乾多見於熱性病呼吸、循環衰竭。

3. 舌色發青。舌色發青是指舌色如同皮膚暴出來的「青筋」一樣沒有血色，古人形容其為水牛之舌。舌頭發青多見於肝硬化、肝癌及心臟病等易引起嚴重後果的疾病。中醫認為，由於陰寒邪盛，陽氣鬱而不宜，血淤凝而淤滯，所以舌色發青。

同時需要注意的是，如果懷孕女性舌面俱青，可能母子均有一定異常情況，這是一種危險信號，需要及時採取措施，迅速治療。

4. 舌色靛藍。舌色靛藍是指舌質呈藍色，出現這種現象，多

為體內血液淤滯，出現微循環障礙，常見於癲癇、驚厥、胃病和腫瘤等病。中醫認為，舌色靛藍多為病情較為嚴重者，所以應及時診察治療。

遠離舌色異常困擾

食物調理舌頭腫脹

1. 霸王花南北杏豬舌湯。霸王花 40 克，南杏仁 40 克，北杏仁 15 克，蜜棗 4 枚，生薑 1 片，豬舌 1 條。霸王花用水浸軟，洗淨。鮮豬舌放入水中煮約 5 分鐘，撈起，去苔，洗淨。南杏仁、北杏仁、蜜棗和生薑用水洗淨。南杏仁、北杏仁去衣。生薑去皮，切片。用適量水，猛火煲至水開，放入全部材料，待水再開後改用中火煲 3 個小時，加入細鹽調味，即可飲用。

2. 參貝湯。干貝 20 克，鮮竹筍 150 克，沙參 20 克。先將沙參入鍋，加水濃煎 40 分鐘，去渣取濃縮汁備用。再將干貝放入冷水中泡發 1 小時，洗淨，盛入碗中，待用。將鮮竹筍剝去外殼膜，洗淨，切成「滾刀塊兒」，與干貝同放入沙鍋，加入沙參汁，再加水適量，大火煮沸，烹入料酒，改用小火煨煮 30 分鐘，加蔥花、薑末、精鹽、味精各少許，再煨煮至沸，淋入香油即成。

按摩改善舌色異常

1. 每天早晨洗臉後對著鏡子，舌頭伸出與縮進，各做 10 次，然後舌頭在嘴巴外面向左右各擺動 5 次。

2. 坐在椅子上，雙手十指張開，放在膝蓋上，上半身稍微前傾。先由鼻孔吸氣，接著嘴巴大大地張開，舌頭伸出並且呼氣，同時睜大雙眼，平視前方，反復做 3 ～ 5 次。

3. 嘴巴張開，舌頭伸出並縮進，同時用右手食指、中指與無名指的指尖在左下邊至咽喉處，上下搓擦 30 次。接著在舌頭伸出與縮進時，用左手三指的指尖，在右下邊至咽喉處，上下搓擦 30 次。

4. 對著鏡子，嘴巴張開，舌頭緩慢地伸出，停留 2 ～ 3 秒鐘，反復做 5 次。然後頭部上仰，下巴伸展，嘴巴大大地張開，伸出舌頭，停留 2 ～ 3 秒鐘，反復做 5 次。

身體健康小叮嚀 ⋯⋯⋯⋯⋯⋯⋯⋯⋯⋯⋯⋯⋯⋯⋯⋯⋯

抽煙會對口腔健康造成極大的危害，許多口腔疾病及器官病變的產生發展，都與抽煙有著密不可分的關係，因此一定要戒除吸煙惡習。除此之外，多吃富含維生素 A 和維生素 E 的食物，對於促進舌部健康也大有好處。

⋯⋯⋯⋯⋯⋯⋯⋯⋯⋯⋯⋯⋯⋯⋯⋯⋯⋯⋯⋯⋯⋯⋯⋯⋯⋯

舌苔好像變厚了

舌苔，指舌背上的一層薄白而濕潤的苔狀物。有時候進食厚重油膩的食物過多，卻缺少必要的口腔清潔，就會導致舌苔變厚。除此之外，身體出現異常狀況，往往也會通過舌苔變厚體現出來。

探索舌苔變厚根源

現代醫學認為，一般來說，舌頭前段發紅，舌苔很薄，白亮，濕潤，則說明身體健康。如果舌苔變厚，則說明身體內部可

能出現不良的健康訊號了。

1. 發燒和頭痛。發燒和頭痛是最為常見的導致舌苔明顯變厚的疾病，通常情況下，這類患者都會出現舌苔變厚、食欲不振以及口乾無味等現象。

2. 脾胃失調。脾胃失調，食欲不振，消化不良時，舌苔的顏色就會變得灰白乾燥。胃黏膜炎會引起舌尖上長出一層白色的舌苔。如果是十二指腸出現了問題，舌頭中間就會出現白色舌苔。

3. 小腸和大腸有炎症。舌頭後 1/3 部分會生出白色舌苔。

4. 肝病。肝臟出現病變的話，舌頭會出現一層平滑的發紅或者發黃的厚厚的舌苔。

5. 缺鐵和貧血。舌頭發乾，舌苔變厚，但較為平滑。

6. 體質虛弱。大病初癒者以及平素體質虛弱者，這些人由於氣血虧損，消化功能弱，無法正常地消化吸收和排泄，導致了舌苔厚膩，中醫把這類情況叫做「本虛標實」。

遠離舌苔變厚困擾
食物調理舌苔變厚

1. 番茄炒苦瓜。苦瓜 100 克，切成小片狀用開水汆，將油少許放入鍋中燒開，將苦瓜煸熟；番茄洗淨，切月牙片同炒，酌加鹽及調味料、味精少許化開，與蒜末一起加入，翻炒後起鍋。此方適用於由胃熱引起的舌苔增厚。

2. 蘆根粳米粥。鮮蘆根 100 克，竹茹 20 克，粳米 100 克，生薑 10 克。將鮮蘆根洗淨切成小段，與竹茹同煎去渣取汁，加入粳米同煮成粥，粥將熟時加入生薑，略煮即可。

中藥調理舌苔變厚

1. 藿香蒼術方。藿香 15 克，蒼術 10 克，冰片 1 克。加水煎取藥液 500 毫升後，再放入冰片 1 克溶化。然後每天含漱 3 ～ 4 次。

2. 藿香佩蘭方。藿香 30 克，佩蘭 30 克，棉茵陳 10 克，金銀花 10 克。以上藥物一起放入鍋中加水煎煮，去渣取汁，服用即可。每日 1 劑，早分分服。

身體健康小叮嚀 ••••••••••••••••••••••••••••••••••••••

舌苔變厚，唾液分泌就會減少，味覺敏感度就會減低，這樣吃再多的東西也不會覺得滿足。在這種情況下，只有味道夠油、夠鹹、夠甜、夠辣、夠刺激才覺得嘴裡舒服心裡舒坦，因此很容易發生食欲失控。

下面教給大家一個簡單的清除舌苔的辦法：用一把軟毛刷輕輕反復刷洗舌苔、牙齦及舌下的污垢殘留，可以蘸著漱口水刷洗，不但能清除舌苔，還能讓口氣清新。清除了舌苔之後，味覺也會敏感很多，即使吃得清淡，食欲也能得到滿足。

••

嘴裡總是乾乾的

最近運動分明已經減少了，可還是口乾舌燥。即使大量喝水，胃裡幾乎已經能聽到液體晃動的聲音了，卻依然感到口乾口渴，有時候甚至覺得喉嚨就要冒出火來了，讓人煩躁無比。

探索口乾根源

人們一旦口乾，想到的總是喝水。殊不知，長期性的口乾也可能是患了某些疾病。口乾分為生理性和病理性兩類。

生理性的口乾，多見於飲水過少、進食過鹹食物及劇烈運動後或大量出汗後，屬於正常現象，適當補充水分之後便可有所緩解；正常的老年人，因口腔黏膜內腺體萎縮、唾液分泌減少而可能出現不同程度的口乾；更年期緊張、焦慮等精神因素引起的口乾也屬於生理性口乾。而病理性的口乾一般則由下列症狀引起：

1. 甲狀腺功能亢進。口乾是甲狀腺功能亢進的首要症狀之一。由於甲狀腺激素分泌過多和交感神經興奮性增高，使體內物質代謝不斷加速，排汗多，散熱多，水分相應丟失較多。此外，這類患者還經常有因腸蠕動加快，消化吸收不良而引起腹瀉，導致脫水而感到口乾的症狀。

2. 慢性肺病。如肺氣腫、慢性支氣管炎等，肺功能下降，造成身體嚴重缺氧，因而常有張嘴代償性呼吸，口腔內的水分就容易揮發引起口乾。

3. 缺乏維生素 B2。缺乏維生素 B2 時，同樣也會引起口乾，還會伴有口角潰瘍、咽乾、舌體潰瘍等症狀。

4. 糖尿病。糖尿病人常有口乾、口渴症狀。臨床糖尿病患者的典型症狀可概括為「三多一少」，即多飲、多食、多尿和體重減輕。多尿包括尿量增多和排尿次數增多，每日總尿量可達 3～5 升，甚至可多達 10 升。由於多尿，體內失去大量水分，因而口乾渴喜多飲。飲水量與血糖濃度、尿量和尿中失糖量成正比。

5. 口腔疾病。由於缺牙、齲齒、牙周病、假牙不合適等因素造成咀嚼功能下降，對唾液腺及咀嚼肌的刺激減少，引起唾液分

泌減少，導致口乾；另一方面，唾液腺發生退行性病變，也會使唾液分泌的量和質發生變化，這種情況多見於老年人。

遠離口乾困擾

防患於未然

1. 少吃辛、燥之品。特別是進入冬季後，羊肉、辣椒等辛燥以及刺激性食物要盡量少吃。

2. 飲食乾稀結合，並且盡量多喝湯，同時注意不宜過鹹，控制食鹽的攝入量。平時應多吃新鮮蔬菜與水果，因為新鮮蔬菜及水果不僅含有大量維生素和水分，還含有豐富的粗纖維，須充分咀嚼方能下嚥，而咀嚼的過程中可以有效刺激唾液腺分泌。經常吃含酸味水果更為適宜，如山楂、杏、奇異果、草莓等。

3. 避免飲用咖啡、茶和其他含咖啡因的飲料，因為這些飲料會引起口乾。

4. 飯後可以咀嚼無糖口香糖以刺激唾液分泌。

食物調理口乾

1. 黃精玉竹茶。黃精 10 克，玉竹 10 克，麥冬 10 克，沙參 10 克，百合 10 克。以上材料泡入熱水代茶飲用，有助於減輕口乾症狀。

2. 銀花豌豆凍。金銀花 20 克，連翹 15 克，綠豆 150 克，白糖 20 克，洋菜 2 克，青梅、桂花蜜各少許。將綠豆加水煮熟，壓碎去皮成豆沙狀。金銀花、連翹加水煎煮之後取藥汁，放入洋菜煮至溶化，加入白糖、青梅、桂花蜜後關火。綠豆沙放入大碗中，倒入洋菜糖水。冷卻後成凍狀即可食用。

3. 山萸肉麥冬蛋。山萸肉 10 克，麥冬 20 克，鮮蘑菇 100

克，瘦豬肉 50 克，乾香菇 3 朵，雞蛋 3 個。將山萸肉、麥冬切碎，蘑菇切丁，豬肉剁碎加入蛋清抓勻，香菇去蒂泡軟，切碎，雞蛋打入碗中。將山萸肉、麥冬、蘑菇、豬肉、香菇、油、鹽、味精等放入雞蛋內，加入溫水攪勻，隔水蒸熟成雞蛋羹，即可取出。

身體健康小叮嚀 • • • • • • • • • •

發生口乾症，除了到醫院做全面檢查針對病因進行治療外，平時應注意生活調理：日常飲水的方法宜採取多次飲用為佳，每次應少量，每天飲水至少 8 杯，飲水總量不應少於 4000 毫升。

• •

牙痛起來要人命

俗話說得好，牙疼不是病，疼起來要人命。牙痛看似小毛病，疼起來卻一點不留情，嚴重時鑽心刻骨，讓人欲哭無淚。每個人或多或少都有過牙痛的經歷，這到底是不是病呢？

探索牙痛根源

牙痛是一種非常普遍的口腔異常現象，與多種疾病的產生發展都有著密切關係。具體來說，牙齒劇痛的原因是由於牙齒中央有一空腔，其內的血管和神經通過狹窄的根尖孔與牙周組織相連。當牙齒的神經組織受到直接或間接的刺激時，這種刺激就會立刻傳遞到中樞神經，使人感到疼痛。

然而，許多牙病在早期並不能夠被發現，也就是說，待牙疼

現象出現時，往往牙病已經發展到一定程度了。因此，如若出現牙疼現象，一定不可掉以輕心，應該及時治療，早日去除牙病隱患。

會引起牙疼的疾病如下：

1. 齲齒。當齲齒發展到一定的深度，達到牙髓或接近牙髓時，齲洞內的細菌就可以直接或間接通過牙本質小管而進入到牙髓腔內，引起牙髓炎。牙髓炎引起的牙痛是極難忍受的，在外界沒有刺激的情況下，就可產生劇烈的疼痛，疼痛為間歇性。

2. 急性根尖周圍炎。由急性牙髓炎的發展或創傷等因素引起。病牙呈持續性疼痛，有浮起感，不敢咀嚼，患者能正確指出病牙，如叩擊病牙則引起疼痛，此時由於病牙神經已壞死，因而無激發性疼痛。

3. 急性牙周炎。牙痛的性質與急性根尖周圍炎類似。病牙不僅出現咀嚼痛和浮出感，而且已形成牙周袋以及牙鬆動。牙齦組織會出現反復腫痛及出血。

4. 牙周膿腫。牙周組織炎症進一步發展可引起化膿性炎症。膿腫形成時疼痛劇烈，在牙周膿腫形成後，疼痛會明顯減輕或緩解。

5. 牙體過敏症。常因牙齦萎縮、牙頸部牙本質暴露及牙體缺損所致。此時，冷、熱、甜、酸等刺激均會出現疼痛，但刺激停止後疼痛即可消失。

6. 其他疾病。其他的如牙齦、頜骨腫瘤以及三叉神經痛等，也會引起同側牙齒相應區域的疼痛。

遠離牙痛困擾

防患於未然

1. 注意口腔衛生，養成早晚刷牙，飯後漱口的良好習慣。

2. 發現蛀牙，及時治療。

3. 睡前不宜吃糖、餅乾等澱粉之類的食物。宜多吃清胃火、肝火的食物，如南瓜、西瓜、荸薺、芹菜、蘿蔔等。

4. 脾氣急躁，容易動怒，會誘發牙痛，故宜心胸豁達，情緒寧靜。

5. 勿吃過硬食物，少吃過酸、過冷、過熱食物。

食物調理牙痛

1. 綠豆甘草湯。綠豆 100 克，甘草 15 克。以上材料清洗乾淨，一起放入鍋中，加水煮熟，去渣。食豆飲湯，每日 2 次，每日 1 劑。

2. 蒼耳炒雞蛋。蒼耳子 6 克，雞蛋 2 個。蒼耳子炒黃去殼，研成細末，與打散的生雞蛋拌勻炒熟。每日一次，連服 3 天。

中藥調理牙痛

1. 切一片生薑咬在痛處，必要時重複使用，即可止痛。

2. 取荔枝 10 個，在其肉內填入少許食鹽，用火煨乾後研末，擦痛處即可。

3. 取陳醋 120 克、花椒 30 克，熬 10 分鐘，待溫後含在口中 3 ～ 5 分鐘後吐出（切勿吞下），可止牙痛。

身體健康小叮嚀 ●●●●●●●●●●●●●●●●●●●●●●●●●●

古人常說「防患於未然」，因此應每天刷牙，清潔口腔，保持牙周健康；定期到醫院洗牙、檢查、保健，發現牙齒的早期病變要及時治

療，這樣就不會牙疼了。除此之外，保持大便通暢，勿使糞毒上攻，也是預防牙疼需要注意的事項。

• •

牙齒有個大窟窿

不經意間，發現自己牙齒上居然有個黑洞洞的大窟窿！天啊，一直以來都認為自己的牙齒健康堅實，沒想到不知不覺就有了這麼嚴重的情況。

探索齲齒根源

蛀牙是齲齒的俗稱，是牙齒硬組織的一種慢性疾病。它在多種因素作用下，使琺瑯質、牙本質受到破壞、缺損，逐漸發展成為齲洞。齲齒出現後，應該及時填補，以免其繼續擴大。同時也應充分瞭解其產生原因，以免日後再次發生。

1. 牙齒本身的健康狀況。孕婦在妊娠時的營養不足，會直接影響胎兒的牙齒健康狀況；懷孕過程中，藥物和感染類疾病也會造成胎兒的牙齒不健康。

2. 生活模式的改變。例如建立新家庭、轉換工作、家居遷移、劇烈運動訓練等，都會影響正常的個人護理及日常飲食，增加蛀牙的風險。藥物亦可能含有高含量的隱藏糖分或減少唾液分泌的物質，而令蛀牙的風險增加。

3. 口腔細菌的作用。口腔中的變形鏈球菌和乳酸桿菌，在口腔裡殘留的食物殘渣上繁殖、發酵而產酸，使牙齒被腐蝕，軟化，脫鈣。牙齒脫鈣後，便慢慢形成齲洞。

4. 食用糖類過多。糖類在齲齒的發生中起決定性作用。尤其是含有蔗糖的食物，會使牙面的菌斑增多。

5. 抵抗力下降。身體的抵抗力包括牙齒和全身的抗齲能力，身體的內在因素會影響齲齒的發生。尤其蛋白質、礦物質及維生素缺乏時，會提高齲齒發生的機率。

遠離齲齒困擾

防患於未然

1. 飯後咀嚼含木醣醇口香糖有利於保護牙齒。木糖醇本身是多元醇，而不是糖類，它可以在鏈球菌產酸的過程中破壞它，最終使它不會產酸，由此避免了對牙齒的破壞。木糖醇含量越高，對牙齒腐壞的抵抗力越強。

2. 減少或控制飲食中的糖。養成少吃零食和糖果糕點的習慣，睡前不吃糖，養成多吃蔬菜、水果和含鈣、磷、維生素等多的食物的習慣。

3. 增強牙齒的抗齲性。主要是通過氟化法增加牙齒中的氟素，特別是改變琺瑯質表面或表面的結構，增強其抗齲性。如牙面塗氟、含氟牙膏刷牙等方法。每天用濃度不超過 0.4% 的氟化鈉牙膏刷牙，早、晚各 1 次，有一定降低齲齒的效果。

4. 定期檢查口腔。讓牙醫定期為你徹底檢查口腔，每年至少 1 ～ 2 次。

5. 每 3 個月更換 1 次牙刷，並選用牙線或其他輔助工具清潔牙齒間的縫隙。

6. 三餐之外少進食。早、午、晚三餐要定時，並且分量要足夠，避免在正餐以外的時間進食，以減少吃喝次數。口渴時只喝

清水，這樣便可以減少齲齒的機會。如果兩餐之間真的感到餓可以吃一次茶點。

身體健康小叮嚀 ••

在飲食中要多吃富含維生素 D、鈣、維生素 A 的食物，如牛奶、動物肝臟、蛋、肉、魚、豆腐、鳳梨、胡蘿蔔、紅薯、青椒、山楂、橄欖、柿子等。含氟較多的食物有魚、蝦、海帶、海蜇等，這些食物均有助於強健牙齒，預防齲齒。

••

年紀輕輕卻不敢咬硬物

越發地發現自己的牙齒老化了，現在就連烤得香脆的玉米餅都害怕自己的牙齒不能將其咬碎。明明自己還很年輕，卻不敢咬硬物，牙齒已經脆弱到這種地步了嗎？

探索牙齒鬆動根源

牙齒猶如一棵棵牢牢長在泥土裡的樹木，樹幹立在地面上，樹根深深埋在泥土裡。生長在牙槽骨中的牙齒有牙周組織的支援和固定，能夠保持在正常位置並行使功能，不會發生鬆動。在正常生理狀態下，牙齒會有一定的鬆動度，不易被察覺，而非正常的牙齒鬆動則可由許多疾病引起。

1. 牙周病。若輕度鬆動，通過有效的牙周病治療，多會恢復正常；若重度鬆動，在治療牙周病的同時，還應該把鬆動牙與相鄰的牙齒固定在一起，用以降低鬆動牙的負荷，阻止牙齒鬆動加

重。

2. 受到面部局部外傷。若輕度鬆動，可服用消炎藥，一旦炎症消退，牙齒即可自動恢復穩固狀態；若鬆動嚴重或脫位、移位時，就應把牙齒復位、固定，並服用消炎藥，保持口腔衛生，短期內禁用此牙等，過1～2個月此牙即可恢復正常。

3. 牙周炎或根尖周炎急性發作。治療主要是控制炎症，一旦急性炎症緩解，牙齒鬆動情況也能減輕或消失。

4. 個別牙咬合力量過大或咬合關係異常時出現的牙齒鬆動。一般經醫生調整咬合後，消除咬合創傷，牙槽骨能自我修復，牙齒也可恢復穩固狀態。

遠離牙齒鬆動困擾
防患於未然

1. 少吃堅硬的食物。牙齒上包有一層琺瑯質，若經常吃一些堅硬的食物，會使這層琺瑯質因過度磨損而受到破壞，甚至使深層的牙本質暴露在外，使牙髓神經失去保護。因此，應盡量少吃甘蔗、榛子等堅硬的食物，更不能用牙齒去啟瓶蓋、拔釘子，以防止牙齒受到損害。

2. 常漱口，常刷牙。有的人認為只要經常漱口就能保護牙齒，不必總刷牙。其實，常漱口很有必要，但漱口代替不了刷牙。因為刷牙既能清洗牙齒表面的污垢，又能消滅口腔中的細菌。長期刷牙可以有效地防止牙菌斑和牙結石的形成。因此，應該養成常刷牙和常漱口的習慣。

3. 定期洗牙。有的人認為保護牙齒只要刷牙就夠了，沒必要總去洗牙。這種觀點是不對的。其實，刷牙是不能代替洗牙的。

這是因為牙刷只能刷到牙齒的正面和上面，卻無法刷到牙齒的背面和側面。

若一個人長期只刷牙不洗牙的話，那麼在其牙齒的背面和側面就會形成大量的牙菌斑和牙結石。而洗牙則可通過一些物理和化學的方法去掉牙齒各個面上的牙菌斑和牙結石，從而達到徹底清潔牙齒的目的。因此，應養成定期洗牙的習慣。

4. 掉了牙及時修補。臨床研究發現，人的牙齒脫落後若沒有得到及時的修補，那麼其附近的牙齒也會很快鬆動甚至脫落。另外，人的每顆牙齒都有不可代替的作用，哪怕只有一顆牙齒出現缺失，也會使人的咀嚼能力下降，從而影響人體對食物的消化吸收。因此，專家告誡老年人：一旦出現牙齒缺失就應立即進行修補，以恢復牙齒的功能並穩定其鄰近的牙齒。

食物調理牙齒鬆動

1. 豆腐黃瓜湯。豆腐 500 克，黃瓜 250 克，食鹽少許。豆腐切塊，黃瓜切片，二者一起放入鍋中加入適量清水煮沸，加入食鹽即可。

2. 黃瓜固齒方。黃瓜根 40 克，洗淨放入鍋中加水煎煮，去渣取汁後代茶飲用。

身體健康小叮嚀 ●●

叩齒法有助於堅固牙齒，可防治牙齒鬆動。每日叩齒 2 次，每次 20 ～ 30 下，叩之有「得得」聲，叩齒完成後引津下嚥即可。久而久之，牙齒便可堅固如初。

●●

有口氣，遭嫌棄

　　每次刷牙都很認真仔細，可是口中還是有口氣。這樣一來，生活中不敢和朋友大聲說笑，工作時面對上司、同事和客戶總是不敢開口表達自己的意見，簡直太讓人頭疼了！有口氣，經常會遭人「嫌棄」，這個毛病讓自己越來越自卑了。

探索口臭根源

　　在日常生活中，人們如果吃了大蒜或蔥，嘴裡就很容易生出異味，但千萬不要以為只要嚴格注意不吃這些有刺激性氣味的食物，口氣就會變得無比清新。要知道，口腔異味——也就是人們平常所說的「口臭」，也是身體內部反射給我們的一種警報信號。

　　1. 胃火積盛。中醫認為引起口臭的原因主要是由於胃火為土，胃腑積熱，胃腸功能紊亂，消化不良，胃腸出血，便秘等引起口氣上攻及風火或濕熱所致，也可是腎陰不足，虛火上炎，從而導致口氣難聞。

　　2. 全身性疾病。某些全身性疾病也會引起口臭，如肺結核、糖尿病、尿毒症、肝昏迷等患者都會出現不同的口臭。

　　3. 厭食症。厭食症會導致口臭，這是因為不吃食物的話會消耗體內儲備的脂肪，從而代謝出丙酮氣息，其氣味很難聞。

　　4. 特殊時期。一些女性在月經來時也會出現口臭或口臭加重。

遠離口臭困擾

防患於未然

1. 清潔舌頭可以有效防止口臭。舌頭是常常被忽視的部位，但清潔舌頭卻非常重要。在刷牙的時候不妨用牙刷刷舌尖，也可以去購買專用的舌刷。湯匙也有這種功用。輕輕拉拖反扣在你舌頭上的匙頭以刮掉上面的殘渣。但要當心，不要將牙刷、舌刷或湯匙伸得太靠後面或太用力，以免引起嘔吐或損傷舌頭。

2. 刷完後牙，要用清水漱口。實際上當不能刷牙時，啜幾口水，在口中轉動後吐出也是一個好方法。要想立刻使口氣清新，可用薄荷、漱口水漱口，但不要依靠這些來取代口腔衛生保健。

3. 盡量避免食用香料或有強烈氣味的食物。如洋蔥、胡椒粉、大蒜、牛肉、臘腸和魚類。這些食物不僅有刺激氣味，而且不易消化，會導致胃熱脹氣，從而造成口臭。

4. 多吃高纖維的食物。包括大量的全穀物食品、新鮮水果和新鮮的有葉蔬菜都有助於減少患口臭的機會。多吃蘋果、橘子和芹菜可幫助清潔牙齒，分散口腔細菌和刺激唾液流動，讓你保持口氣清新。

食物調理口臭

1. 蘆葦冰糖湯。蘆葦根 50 克，冰糖適量。將蘆葦根和冰糖放入鍋中加水煎湯一碗。早晨空腹服下，連服一星期。

2. 青菜汁。取新鮮的蘿蔔葉或萵筍葉等青菜葉適量。用水沖洗乾淨，晾乾、搗爛、絞汁，用乾淨紗布過濾。服用時可加少許涼開水。每天早晚各飲 1 杯，持續兩周。

3. 涼拌萵筍。取萵筍適量，切成片，用少許鹽拌和，靜置一會倒掉汁水，兌入優質醬油、味精少許，再加幾滴麻油。

精油調理口臭

1. 茶樹精油 2 滴，紅花百里香精油 2 滴，清水 1 杯。將精油滴入水中，用水來漱口，可消除口中異味。

2. 薰衣草精油 1 滴，檸檬精油 2 滴，清水 1 杯。將精油滴入水中，漱口後吐出，即可除口臭。

3. 茶樹精油 1 ～ 2 滴，薄荷精油 1 滴，清水 1 杯。將精油滴入水中，漱口後吐出，可去除口腔異味，還能防止蛀牙，保持口氣清新。

身體健康小叮嚀 ••••••••••••••••••••••••••••••••••

有口臭的人一般自己感覺不到，大多數時候，有口臭都是別人先發現。所以平常我們最好自測一下，以免讓別人指出時尷尬。將左右兩手掌合攏並收成封閉碗狀，包住嘴部及鼻頭處，向聚攏的雙掌中呼一口氣後緊接著用鼻吸氣，就可聞到自己口中的氣味。另外在使用牙籤或者牙線的時候，可聞一下用過的牙籤、牙線是否有異味，如果有，就證明你的口氣不夠清新，最好趕緊漱口。

••

嘴裡發苦，哪裡不對勁

今天午飯特意訂了番茄牛肉炒飯，既有番茄的酸甜可口，又有牛肉的鮮嫩，工作忙得要死，就應該好好犒勞一下自己。吃到一半卻隱約覺得飯菜口味不對勁，上午的時候，就發現自己嘴裡發苦，難道和這個有關？

探索口苦根源

沒有明顯的食物因素影響，經常覺得有口苦的感覺，即使增加刷牙、漱口次數也無效。這種情況下的口苦就與健康有關了，應當引起足夠的重視，如果長時間或者經常出現口苦應及時到醫院檢查找出病因。

1. 消化系統異常。消化系統的功能下降會引起口苦，如腸胃炎、胃病都會引起消化不良，不能使攝入的食物得到很好的消化吸收，從而產生口苦。

2. 生活作息不正常。疲勞過度，睡眠不足，過度吸煙、酗酒等，都會使口中的氣味不好，口苦也時有發生。

3. 膽囊功能異常。膽囊功能差，如膽囊炎、膽石症等，會使膽汁反流至胃，也會引起口苦。

4. 精神狀態不佳。壓力過大，精神緊張、氣憤、煩躁、焦慮、恐懼、忐忑不安、失眠時都可能出現口苦。

5. 癌症。癌症患者會逐漸喪失對甜味食物的味覺，而對食物發苦的感覺則與日俱增，這與其舌部血液循環障礙和唾液內成分改變有關。

遠離口苦困擾

防患於未然

1. 有規律的生活起居，保持良好的心理狀態，適當調整好自己的情緒。

2. 應該盡量使飲食規律，少食辛辣食物，多吃水果、蔬菜等。

3. 適當運動，從而促進消化功能的正常運轉，尤其是腦力工

作者，運動要加強，而且要有規律性，進餐時應盡量少考慮工作的事情。

4. 戒除生活中的不良嗜好，如吸煙、酗酒等，還要注意口腔衛生。

中藥調理口苦

1. 用石膏粉 30 克，粳米、綠豆各適量。先用水煎煮石膏，然後過濾去渣，取其清液，再加入粳米、綠豆煮粥食之。

2. 取蓮子 30 克（不去蓮心），梔子 15 克。用紗布包紮，加入適量紅棗，放入鍋中加入適量清水和冰糖煎煮。吃蓮子、紅棗，喝湯。

3. 豬腰 2 只，枸杞子、山茱肉各 15 克，一同放入沙鍋內煮至豬腰子熟。吃豬腰子喝湯。

身體健康小叮嚀 ●●●●●●●●●●●●●●●●●●●●●●●●●●●●●●●

一般性的口苦算不上什麼大病，嚴重的口苦不但會影響情緒，還會使人的味覺減退而影響食欲。教給大家一個既簡單又實用的方法：含維生素 C 片，每天三次，每次 2～3 片，放舌下含化。一般說來，輕度的口苦，只要服藥 2～3 次就可消失。

●●●

嘴裡又長小白點

照照鏡子，發現嘴裡不知不覺又冒出來幾個「小白點」，這就是可惡的口腔潰瘍。口腔潰瘍雖然沒有大礙，但多少會讓人覺得難受不適，而且經常反復發作，真是讓人頭疼。

探索口腔潰瘍根源

口腔潰瘍是多發在秋冬季的口腔黏膜疾病。中醫認為是「上火」引起的。現代醫學認為，口腔潰瘍的發生，尤其是反覆發作，與免疫功能下降有直接關係。有了口腔潰瘍不要一概輕視，如有可疑就應及時到醫院檢查，必要時要進行病理檢查，以明確診斷，再做相應的治療。切不可粗心大意，延誤治療時機。

1. 消化系統功能下降。口腔潰瘍常會由消化系統疾病和消化功能紊亂引起，如隨腹脹、腹瀉或便秘等情況而發生。

2. 免疫功能下降。口腔潰瘍是免疫功能下降引起的常見典型症狀，通常在疲勞或身體虛弱的狀態下出現。

3. 內分泌變化。女性往往在月經期發生，與體內雌激素量下降有關。

4. 精神狀態不佳。有的人在精神緊張、情緒波動、睡眠狀況不佳的情況下，常會發生口腔潰瘍，與自主神經功能失調有關。

5. 其他因素。如缺乏微量元素鋅、鐵、葉酸、維生素 B12 等，會降低免疫功能，增加得到復發性口腔潰瘍病的可能性。

遠離口腔潰瘍困擾

防患於未然

飲食應以清淡為主，少吃辛辣、生冷、堅硬和油煎的食物，以免進食時刺激口腔肌膚，同時引起「上火」，引發口腔潰瘍。食物應盡量稀軟、細碎，可以多吃雞蛋羹、蔬菜粥、瘦豬肉、鴨肉、雞蛋和乳製品，同時多進食番茄、蘿蔔、冬瓜、白菜、蘋果、百合、梨、綠豆等清熱解毒的蔬菜水果。

花生、瓜子、巧克力會誘發口瘡，因此要少吃這些食物。另

外，補充維生素 B 可以促進黏膜再生。

平常應注意保持口腔清潔，常用淡鹽水漱口，戒除煙酒，生活起居有規律，保持充足的睡眠。女性經期前後要注意休息，保持心情愉快，避免過度疲勞。

食物調理口腔潰瘍

1. 取蜂蜜適量。將口腔洗漱乾淨，再用棉花棒將蜂蜜塗於潰瘍面上，塗擦後暫不要飲食。15 分鐘左右，可將蜂蜜連口水一起嚥下，再繼續塗擦，一天可重複塗數遍。

2. 取白木耳、黑木耳、山楂各 10 克，水煎，喝湯吃木耳，每日 1～2 次。可治療口腔潰瘍。

3. 取白菜根 60 克，蒜苗 15 克，大棗 10 個，水煎服，每日 1～2 次。可治口腔潰瘍。

身體健康小叮嚀 •

發生口腔潰瘍時，可選用全脂奶粉，每日 2～3 次，每次一湯匙，加入少許白糖，用開水沖服，晚間休息前沖服效果更佳。一般 2 天後潰瘍症狀即可消失。或者準備西瓜半個，挖出西瓜瓤，擠取汁液，將瓜汁含於口中，約 2～3 分鐘後嚥下；再含新瓜汁，反復數次，也有助快速治療口腔潰瘍。

• •

食之無味，味覺退化

這兩天嘴裡感覺怪怪的，許多平時愛不釋「口」的食物到了嘴中卻覺得食之無味，可是除此之外，身體一切正常，胃口也沒

有因為口味不對而有所下降，這是怎麼回事呢？

探索味覺障礙根源

　　味覺是位於舌和上顎的味蕾產生的感覺。溶解於唾液裡的味物質，接觸味蕾產生刺激，這一刺激通過神經傳遞到腦，形成味覺。味覺障礙與視覺、聽覺障礙相比，對生活直接影響較小，所以一般不會引起太多的重視。

　　但是，實際上味覺相當重要，是人類維持生存的重要感覺。若吃任何食物都感覺不出味道，但在沒有吃東西時，口中反而感覺出有某種異常的味道，如苦味、澀味等，這種現象即稱之為味覺障礙。

　　味覺障礙可能是某些疾病的警報：

　　1. 鋅攝入量不足。身體內缺鋅是引起味覺障礙的主要原因。食品添加劑會導致鋅的流失；偏食和經常外食也會導致鋅攝入量不足；科學家發現分解酒精的酶是鋅酶。如果飲酒過量，為分解酒精需消耗大量鋅。加上酒精會傷害味蕾，因此飲酒過量也會引起味覺障礙。

　　2. 味蕾功能受到破壞。比如喜歡吃溫度過高的食物，或其他原因將味蕾燙傷，味覺神經被切斷，從而使味蕾的感知產生障礙。

　　3. 憂鬱症等心因性疾病和年老體衰等都會導致味覺障礙。

遠離味覺障礙困擾
防患於未然

　　1. 調節情緒，保持心情的開朗輕鬆，減少生活壓力和負面情

緒。

2. 女性減肥要慎重，不要為了追求體形的美麗，而傷害了自己的身體，健康才是美，切勿過度減肥而導致神經功能紊亂，損傷味覺。

3. 不能偏食挑食，不要食用過於精細的食品，適當增加五穀雜糧的攝入。

4. 多吃一些富含鋅元素的食物，如牡蠣、紫菜、牛肉、豬肉、羊肉、動物肝臟、芝麻醬、花生、核桃等。

身體健康小叮嚀 ••••••••••••••••••••••••••••••••••

粗心的人們可能難以察覺自己的味覺是否有障礙，可以照如下標準進行自檢：

1. 你是不是不想吃東西，不管多麼美味的飯菜進了嘴裡，也都感覺不到它的美味？

2. 是不是有時唾液很少，甚至有時口乾？

如果是，那麼，你可能就已經出現了味覺障礙。每天適當飲用綠茶，持續半個月到一個月，可以有效減輕這種現象。

••

喉嚨好像有異物

嗓子總有一種像是異物卡在那裡一樣的感覺，吐又吐不出，嚥又嚥不下。吃飯的時候，刷牙的時候，喉嚨的這種異物感都讓人感覺十分不快，嚴重影響了食欲和日常心情。

探索咽部異物根源

咽部，是呼吸道和消化道的大門，受到各種食物、灰塵刺激的機會很多，咽喉部的感覺神經極其豐富，很多神經末梢交織成網，構成神經叢，這些神經又和食道、胃腸、氣管等相近。如果這些器官有了毛病，如胃潰瘍、消化不良、便秘、氣管炎都會引起咽部異物感。

1. 咽喉疾病。咽喉炎、咽喉腫瘤、懸雍垂過長、囊腫等，會使咽部產生似有異物的感覺。

2. 胃腸不適。有胃腸疾病的人，經常有反酸、打嗝等現象，久而久之，就會導致咽喉有異物的感覺出現。臨睡前喜歡吃東西的人，有患反流性咽喉炎的可能，咽部異物感就是其典型表現之一。

3. 其他原因。煙酒刺激、消化不良、甲狀腺功能異常、貧血等也可能導致咽喉部出現異物感。

遠離咽部異物困擾

防患於未然

1. 戒除煙酒。煙酒是引發咽部異物的高發原因，一定要盡早遠離，消除外界各種不良因素。

2. 鍛煉身體。增強體質，提高全身的免疫能力，預防和調理亞健康及各種疾病。

3. 生活要有規律。勞逸結合，多進行室外活動，呼吸新鮮空氣，接受陽光浴。

食物調理咽部異物

1. 地黃橄欖羹。地黃 100 克，橄欖 150 克，蜂蜜適量。將地

黃、橄欖煎水取汁，濃縮，加入蜂蜜熬成稠膏。每次吃 2 匙。

2. 羅漢果燉梨。羅漢果半個，梨 1 個。將梨切碎搗爛，同羅漢果一起煎水，代茶飲。

3. 蔥白桔梗湯。蔥白 2 根，桔梗 6 克，甘草 3 克。先將桔梗、甘草煮沸 5 ～ 7 分鐘，之後加入蔥白，燜 1 ～ 2 分鐘後趁熱飲用。每日早晚各 1 次。

4. 雞蛋陰。雞蛋 1 只，麻油適量。將雞蛋打入杯中，加麻油攪勻，沖入沸水約 200 毫升趁熱緩緩飲下，以清晨空腹為宜。

5. 橄欖綠茶。橄欖兩枚，綠茶 1 克。將橄欖連核切成兩半，與綠茶同放入杯中，沖入開水加蓋悶 5 分鐘後飲用。

身體健康小叮嚀

通常在感到咽部有異物的情況下，人們都會下意識地用力去咳嗽，如果是在一個公共的環境裡，這種行為很可能會影響到其他人，有時會讓人覺得很噁心。當然，自己也會很難為情。為了不讓這種情況蔓延下去，建議多吃清淡，具有酸、甘滋陰作用的一些食物，如水果、新鮮蔬菜等。

吞嚥食物好困難

吃飯的時候總是覺得難以下嚥，嚥下一口飯或者水，需要花費很大的力氣。如此一來，對正常用餐造成了很大的影響，幾次過後，甚至原本正常的食欲，也變得低落了不少。

探索吞嚥困難根源

吞嚥困難是指食物或水從口腔至胃賁門的運送過程中受阻，產生的咽部、胸骨後或劍突部位的黏著、停滯、梗塞或疼痛感症狀，嚴重時甚至不能嚥下食物。正常情況下，吞嚥流質食物 3～4 秒、吞嚥固體食物 6～8 秒即能到達胃賁門部位。

在這個過程中，任何環節出問題，都會引起吞嚥困難。一般情況下，出現吞嚥困難多是代表食道或消化器官出現了異常問題。

1. 食道炎。食道炎是吞嚥困難最常見的原因。口腔衛生不良、營養缺乏、胃液反流等均會引起食道炎。

2. 食道憩窒。食物進入食道向外突出的小囊，會使憩窒逐漸脹大，壓迫食道出現吞嚥不暢。如有併發炎症時，可能出血甚至穿孔。

3. 食道裂孔疝。食道裂孔疝是胃的一部分經膈肌的食道裂孔突入胸腔引起的。食道裂孔疝常見的臨床症狀是疼痛、打嗝、燒心和反胃，當併發反流性食道炎和食道狹窄時，會出現吞嚥疼痛和吞嚥困難、出血等。

4. 食道良性狹窄。食道良性狹窄是癌以外的食道瘢痕性狹窄，最常見的原因是各種化學性腐蝕劑所引起的食道意外損傷。

遠離吞嚥困難困擾
防患於未然

養成細嚼慢嚥的進食習慣，改變進食過快、過熱、過粗、過硬及蹲食陋習。飲食搭配則應該葷素相兼，多食新鮮蔬菜，保持維生素 C、維生素 A 和微量元素鋅、銅、鉬、錳的充足供應。

不吃燒焦的魚肉，不吃被黴菌污染的酸菜，不吃黴變食物，戒煙，禁烈性酒，忌暴飲暴食。

飲食以細、軟、涼熱適中、少量多餐為原則。根據梗阻程度，選用合適的流質、半流質或軟食。

食物調理吞嚥困難

1. 豬肝蒸雞蛋。豬肝 500 克，清湯 1000 毫升，雞蛋 3 個，鮮菊花 10 克，料酒及其他調味料適量。將豬肝用刀背砸成泥狀，加入適量鮮湯及雞蛋清、料酒等調味品，攪勻上籠蒸。在蒸的過程中掀蓋撒上鮮菊花。等肝膏熟後，將其餘清湯和調味料燒沸調好，倒入盛肝瓷碗中即可。可以助消化。

2. 什錦麵片湯。麵粉 50 克，黑木耳 6 克，雞蛋 1 個，菠菜 20 克。麵粉用水和勻做麵片，黑木耳水發洗淨，菠菜洗淨，雞蛋攪勻。待水沸時放入黑木耳煮 5 分鐘，再放入麵片煮沸，加入菠菜、雞蛋稍煮，調味即可。適用於食道憩空引發的壓迫食道出現吞嚥不暢。

3. 韭菜汁 2 杯，薑汁 5 ～ 10 滴。煎飲服。

4. 刀豆炒肉片。刀豆 100 克，瘦肉 150 克，食鹽、味精各適量。刀豆洗淨，瘦肉切片。燒熱油鍋，爆香蔥花，下肉片稍炒後，放入刀豆炒熟，加入食鹽和味精調味即可。

身體健康小叮嚀 ●

有一種吞嚥困難屬於缺鐵性吞嚥困難，即體內鐵元素缺乏導致吞嚥出現困難，這種情況還容易引發貧血和口角炎等，因此要及早注意。缺鐵性吞嚥困難多數採用鐵劑治療即可使症狀消失。因此，應盡早補鐵治療貧血，可多吃菠菜、桂圓等鐵元素豐富的食物，使吞嚥困難迅速改善。

無故突然變啞巴

昨天什麼也沒做，早晨起來的時候卻驚訝的發現嗓子發不出聲音了，即使用力，也只能發出嘶啞的聲音，簡直不堪入耳。這到底是怎麼回事，今天還有重要的會議需要主持，怎麼去公司工作？

探索失聲根源

失聲就是失音，指發不出聲音的情況。輕微的失音與發音嘶啞，多是由於咽喉發炎或受到刺激引起的。但持久的發音嘶啞或失音，一定要立即去醫院檢查，因為咽喉癌有的時候也會導致失聲。

造成失聲或發音嘶啞的原因包括以下幾個方面：

1. 自身免疫力下降，出現喉嚨疼痛然後引起感冒、頭疼、流鼻涕，接著就是咳嗽，最後就會導致聲音沙啞，嚴重失聲。

2. 聲帶疲勞，由於過多使用喉嚨使發音嘶啞。

3. 慢性咽炎也會使發聲嘶啞。

4. 甲狀腺功能減退也會引起發音嘶啞。

遠離失聲困擾

防患於未然

戒除煙酒，少吃辣椒等刺激性食物，多吃羅漢果、枇杷等清咽生津的水果。膨大海能清熱去火、潤燥生津，常用來泡水喝也不錯。

不要過度用嗓。在嘈雜的區域不要高聲講話，如果感覺嗓子

發乾或者說話嘶啞，那就暫時停止講話，讓喉嚨休息片刻，喝點溫水潤潤嗓子。講話的聲音要保持正常，說話音調不宜太低或過高。盡量用腹部即丹田輕鬆發聲，不要用胸部或繃緊脖子肌肉的方式講話。同時也應避免用力做清喉嚨、咳嗽等動作，保持喉嚨輕鬆。

感冒時應盡量減少說話，此時更須多喝溫開水保養聲帶。

食物調理失聲

1. 將白木耳洗淨泡漲，撕成條塊狀，先用開水燙過，再用涼開水漂洗，之後加醋拌吃。每日兩次，食量不限，2 日後即可好轉。

2. 把芹菜洗淨，切後，燙過加醋拌吃。每次一小盤，每日 2 次。

3. 取茶葉 25 克用開水沖一大杯濃茶水，冷卻後經常飲用。

4. 取新鮮雞蛋 1 個，磕到飯碗裡打成雞蛋液，燒一些滾燙的開水，澆到蛋液裡，把雞蛋沖成蛋花，加少許白糖和香油，趁熱喝。

身體健康小叮嚀

如果嗓子發生不適、刺癢、乾燥或有燒灼感，可採用熱熏氣療法。將口腔對著有熱氣的茶杯或茶壺呼吸，很快就可使不適現象消失。

嗓子疼痛難忍

每到季節交替的時候，由於氣溫變化飄忽不定，空氣乾燥，總會出現嗓子疼痛乾燥的現象。即使喝再多的水也不管用。開會發言或是和同事說話的時候，嗓子更是疼痛難忍。

探索咽喉疼痛根源

咽喉疼痛是季節更替時最為普遍也最為嚴重的一種病症，也是日常最易出現的身體不適症狀之一。咽喉疼痛往往發生得毫無預兆，卻會為正常的工作生活造成很大影響，不能對此掉以輕心。

如若咽喉疼痛的程度非常嚴重就可能不是簡單的疾病了，很有可能是患有其他疾病。

1. 咽炎。生活中如果感到咽喉疼痛，甚至乾燥、發脹、堵塞、搔癢等，很有可能是患有咽炎。咽喉疼痛是咽炎最為明顯的症狀表現之一，需要及早加以調理治療。

2. 猩紅熱。猩紅熱多發於幼兒，是由細菌感染引起的一種疾病。猩紅熱的許多症狀和扁桃體發炎相似，身體發熱並會出現咽喉疼痛的現象。

3. 扁桃體發炎。扁桃體發炎引起的直接症狀表現就是咽喉疼痛，以至聲音嘶啞。

4. 舌咽神經痛。咽喉疼與舌咽神經痛有一定的關係。舌咽神經痛的病因很多，可見於小腦腦橋角腫瘤、腦幹血管異常、顱底血管瘤、鼻咽惡性腫瘤等。這類疾病多為單側性，以陣發性咽喉部疼痛為主。

5. 咽喉刺激。任何刺激喉嚨及口腔黏膜的物質，都可能引起咽喉疼痛。

遠離咽喉疼痛困擾

防患於未然

1. 保持喉嚨濕潤。每天多次飲水以保持喉嚨的濕潤。另外，富含維生素 C 的飲料能緩解咽喉疼痛，可以小口啜飲，讓液體慢慢流經喉嚨。

2. 避免食用刺激性食物。辛辣刺激的食物要減少食用，這類食物會刺激咽喉，加重疼痛。除此之外，過於油膩的食物也應少吃。

3. 使用加濕器。如果室內空氣過於乾燥，長期處於這種環境中，咽喉就容易出現不適，感到疼痛。這時可以選用室內加濕器來增加室內濕度，令空氣變得潤澤舒暢，從而避免和緩解喉嚨疼痛的現象。

4. 戒煙戒酒。煙霧對人是一種異味，會起到不良的刺激作用，包括吸煙產生的煙霧、煙油等都會刺激到喉嚨。酒則是辛辣的刺激，如果過量會在身體裡凝結成濕氣，化成痰濕，不僅導致喉嚨疼痛，更會引起多痰咳嗽等症狀。

治療方法

1. 熱敷。用熱水袋放在脖子上行熱敷喉嚨，能促進血液循環，減輕疼痛，促進康復。

2. 蒸氣熏。試著吸入水蒸氣，這樣可以減輕疼痛。在水杯中倒入熱水，在水氣上升時把頭靠近水杯。然後通過口鼻深吸入水氣，持續 5 ～ 10 分鐘，每天重複幾次。

食物調理咽喉疼痛

1. 蔥白利咽湯。桔梗 6 克，甘草 3 克，蔥白 2 根。先將桔梗和甘草一起放入水中煎煮 6 分鐘，然後放入兩根蔥白，燜煮 2 分鐘後。趁熱服用，每日 1 劑，早晚各一次。

2. 鹹橄欖麥冬飲。鹹橄欖 4 枚，麥冬 30 克，蘆根 20 克。將這三味藥加水兩碗半，煎至一碗後，去藥渣，分數次服用。

3. 木蝴蝶茶。木蝴蝶 10 克，薄荷 3 克，玄參 10 克，麥冬 10 克。以上材料加水用小火煮 15 分鐘，濾去藥渣，兌入蜂蜜 20 毫升，稍溫後服用。可代茶飲用。

身體健康小叮嚀 ••••••••••••••••••••••••••••••••

取半勺鹽放入杯中，沖入溫水，待其充分溶化後用這種鹽水刷牙漱口。每日 2 次，不僅能夠潔白牙齒，而且有助於減輕咽喉的疼痛。

••

軀幹 承全身之重

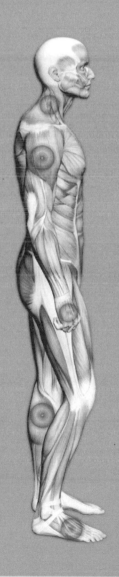

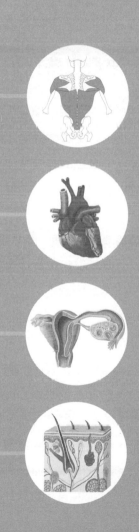

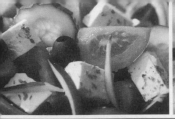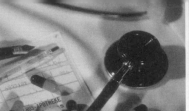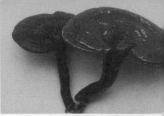

肩頸腰

起來發現落枕了

　　早晨一起來便覺得脖子疼痛，不太能轉動，難不成是又落枕了？一旦沒睡好覺發生落枕，頸部甚至連帶肩膀在一整天都感覺僵硬，嚴重的時候稍微扭動一下脖子便覺得疼痛難忍，連工作都難以進行。

探索落枕根源

　　落枕又稱失枕，多數是由睡眠姿勢不當，枕頭過高或過低，頭部滑落於枕下，使頸部斜向一側而引發。也有部分病人因睡眠時受風寒，造成局部經絡不通、氣血運行不暢而引起，故又有「落枕風」之稱。

　　落枕是由頸部的斜方肌、胸鎖乳突肌、肩胛提肌等某些肌肉發生痙攣，或肌張力驟然增高，造成頸項部疼痛，活動受限制而產生的一種急性疾患。落枕輕則一、二天內緩解，重則會拖延數日、周餘不癒，嚴重者會妨礙正常的生活和工作。

　　落枕除以上原因外，也有可能是由於某些疾病或不適所致：

　　1. 頸椎病。對於反復落枕的人，或在一定階段內，如本年內多次出現落枕者，應高度注意自己是否患有頸椎病。

2. 頸部外傷。頸部、肩部受過外傷的人，常會發生像落枕一樣的症狀，但並非真正的落枕，即頸部痠痛、僵硬，一般也會反復發作。

3. 頸部受風著涼。在嚴寒的冬天，室內外的溫差較大，睡覺被子沒有蓋好，就會引起清晨的脖子痛。

遠離落枕困擾

防患於未然

1. 做好保暖工作。為了預防落枕，應避免頸肩部著涼，睡眠時枕頭不要過高或太低，同時記得將被子往上拉一拉。天氣炎熱時，不要將頸部長時間對著電風扇吹，以免頸部著涼引起頸肌痙攣誘發落枕。

2. 常活動頸部。久坐伏案工作的人，勿忘頸部保健，要經常起身抬頭活動頸部，防止頸肌慢性勞損。

3. 補充鈣及維生素。鈣是構成人體骨骼的主要成分，維生素是維持生命的要素。足夠的鈣及維生素能促進全身的血液循環，有利於體內代謝廢物的排出，平時應多食用大骨湯、牛奶和豆製品以及新鮮蔬菜。

按摩治療落枕

1. 用手掌小魚際部分在肩頸部從上到下、從下到上輕快迅速擊打 2 分鐘左右。

2. 用拇指和食指拿捏左右風池穴、肩井穴 1 ～ 2 分鐘。

3. 以拇指或食指點按落枕穴。落枕穴位於手背第 2、3 掌骨間，指掌關節後 5 分處，待有痠脹感覺時再持續 2 ～ 3 分鐘。

4. 進行頭頸部前屈、後仰、左右側偏及旋轉等活動，同時用

雙手輕輕揉搓頸部，此動作應緩慢進行，切不可用力過猛。

身體健康小叮嚀 ....

　　落枕發生時，可以用一條毛巾放在熱水中浸泡，然後取出置於頸部周圍包起來，但要注意防止燙傷。熱敷對於減輕落枕所致的疼痛非常有效，因為熱敷能夠促進局部血液循環，活血通絡，從而緩解病情。

....

脖子肩膀都好痠

　　最近工作出奇的多，大量任務撲面而來，壓得人喘不過氣，每天都要在伏案工作中和電腦面前度過，猛然間一抬頭，驚覺自己的肩膀和脖子異常痠麻疼痛，活動一下才稍微得以舒展，然而即使如此，肩頸還是痠痛得不得了。

探索肩頸痠痛根源

　　肩頸痠痛主要發生在長期坐辦公室或長時間面對電腦的人當中。隨著工作時間的不斷增長，肩頸的負荷相對增大，肌肉一直處於緊張狀態，無法休息，便會因缺氧、缺血導致局部僵硬，缺乏彈性，進而引起痠痛。

　　如果沒有及時引起必要的注意，適當進行調整改善，肌肉的長度就會逐漸縮短，並引起脊椎結構性改變，從而造成神經根或血管的壓迫，導致疾病和痛症的產生，甚至會連帶其他部位疼痛，如頭痛、手麻或下肢疼痛等。

　　除了以上由於長期疲勞所致的肩頸痠痛外，一部分的肩頸痠

痛也預示了一些身體疾病，其中主要包括以下幾種：

1. 頸部外傷。頸部外傷會導致明顯的不同程度的肩頸疼痛，多見於肌肉拉傷，如落枕、扭傷、撞擊傷等。或者由於頸部肌肉局部被撕裂，出現出血、水腫等刺激反應，導致疼痛和肌肉痙攣，使頸部活動受到影響。另外，如果有骨折發生，則疼痛會更加劇烈。

2. 風濕性疾病。肌筋膜炎、類風濕性關節炎等風濕性疾病也是引起肩頸痠痛的常見疾病之一，這是一類非細菌性炎症性疾病，疼痛範圍廣泛，且疼感持續時間較長。

3. 感染性疾病。能夠引起肩頸痠痛的感染性疾病，包括頸部癤腫、化膿性病灶等，多有腫脹，甚至還會有膿液排出。

4. 頸椎病。如果經常性的出現肩頸疼痛現象，就很有可能是頸椎病。頸椎病會引起頸、肩臂、肩胛上背及胸前疼痛，甚至會導致手臂麻木，肌肉萎縮，嚴重者還會出現四肢癱瘓等。

5. 肩周炎。肩周炎也會引起肌肉、肌腱、滑囊、關節囊等肩關節周圍軟組織的廣泛慢性炎症反應。

6. 局部勞損。長期坐著，尤其是低頭工作，會造成頸後部肌肉韌帶組織的勞損。屈頸時，椎間盤的內壓大大增高，使髓核後移而出現蛻變，就會發生肩頸疼痛的現象。

遠離肩頸痠痛困擾

防患於未然

1. 盡可能保持良好的姿勢。站立時背要挺直，收縮腹部和臀部，挺胸抬頭，自然放鬆，走路的時候不要駝背低頭。

2. 搬東西上下樓梯時，身體要正向前進。如果扭曲身體用

力，肩膀、脖子一定會痛。

3. 坐辦公室辦公或長時間保持相同姿勢的人，最好每隔 1 小時休息一會兒，活動舒展一下脖子、肩膀和手腕。

4. 每天必用的桌子、椅子、枕頭等，一定要選擇符合自己體型的尺寸。

5. 缺乏運動會造成全身肌肉衰退，是肩膀痠痛的主因。請每天運動 30 分鐘到微微出汗的程度，如散步、慢跑等。

6. 養成仰頭觀天的習慣。取直立姿勢，兩手下垂，兩腳與肩同寬，頭緩緩抬起，仰望天空，仰視角盡量達最大限度，眼睛盯住一個目標，保持這種姿勢 15 秒鐘左右。

按摩治療肩頸痠痛

1. 按摩頸部。取直立或坐式，用雙手拇指按揉頸部後側，先按中間部位，後按兩側肌肉，自上而下，自下而上，反復按揉 15 次。

2. 兩目虎視。用手足撐地，使身體呈弓形；然後轉頸回頭，左顧右盼，左右各轉動 15 次。此時需要注意的是，左顧右盼時重在轉頸部，不是只轉眼睛。

3. 搖頭晃腦。將頭部進行前、後、左、右的順序搖晃。如此將頭部搖晃一周，再向反方向搖動。左、右各做 10 次。

4. 互相爭力。兩手十指交叉，手掌置於頸項後，將頸部用力向前推，頸項則向後挺直，兩力方向相反。與此同時，左右轉頭搖晃 5 次。放鬆，停片刻後再重做。

中藥調理肩頸痠痛

1. 葛根黑豆方。葛根、黑豆、蛇蛻、黑芝麻、人參、鹿茸、熟地、黃芪、核桃、枸杞、甘草各 30 克，白酒適量。將以上各

藥均浸酒一個月。每次服 15 毫升，一日兩次，1 月為一療程。

2. 川芎荊芥方。川芎、荊芥、白芷、羌活、防風、細辛、薄荷、甘草、茶葉各 25 克，加水濃煎成浸膏。每次服 2 克，一日三次。

3. 白芍桃仁方。白芍 240 克，伸筋草 90 克，葛根、桃仁、紅花、乳香、沒藥各 60 克，甘草 30 克。以上各藥研成細末，加入清水調和成丸。每日服 3 克，一日三次，一月為一療程。

身體健康小叮嚀

出現肩頸疼痛等不適症狀時，排除頸椎病變後，還有必要去口腔科檢查，因為痠痛也可能與牙齒咬合不良有關。牙周病、齲齒、夜磨牙等不良咬合情況，都能打破頭部垂直位置肌肉鏈的正常形態，使頭頸部肌肉的生理功能出現不協調，從而導致頸肩肌肉痠脹疼痛。

脖子居然有腫塊

最近穿衣服的時候總是發覺衣領部位卡得很難受，伸手過去摸一摸，原來是淋巴部位有腫塊。淋巴部位出現腫塊說明身體出現了一定程度的異常。到底是什麼異常呢？會不會已經患有某種疾病？如此一想，真是讓人膽戰心驚。

探索淋巴腫大根源

一般來說，口、鼻、咽、喉、口腔和面部的淋巴均回流到頸部淋巴組織，這些部位如果發生炎症或者病變，會涉及或轉移到

頸部的淋巴結。由此可見，頸部淋巴腫大通常反映了這些器官部位的異常。除此之外，食道、胸部甚至胃腸的惡性病變也會轉移到頸部。因此，應對頸部淋巴腫大提高警惕。

1. 慢性的局部炎症。如口腔內扁桃體炎、牙周炎、脂溢性皮炎、中耳炎等均會引起下頜、耳後淋巴結腫大。腫大的淋巴結質地較軟，活動度好，一般可隨炎症的消失而逐漸恢復正常。

2. 傳染病及全身感染。例如麻疹、水痘、傳染性單核細胞增多症、全身慢性感染，這時可在頸部淺表部位摸到腫大的淋巴結。

3. 結核性炎症。感染結核桿菌後，幼童也會有頸部、耳後、下頜的淋巴結腫大疼痛，同時還伴有低熱、盜汗和消瘦等症狀。

4. 惡性腫瘤。淋巴瘤所致淋巴結腫大以頸部多見。淋巴瘤是原發於淋巴結或淋巴組織的腫瘤。白血病的淋巴結腫大是全身性的，但以頸部、腋下、腹股溝部最明顯。除淋巴結腫大外，病人還有貧血、持續發熱等表現。

5. 其他疾病。淋巴結的腫大還可能出現紅斑狼瘡等結締組織疾病，還有像是過敏反應性疾病及毒蟲螫傷等。

遠離淋巴腫大困擾

防患於未然

1. 加強運動。多運動，強健體質，增強免疫力和抗病力，防治各種疾病的產生發展，即能有效避免頸部異常。

2. 優化飲食結構。日常飲食注重葷素搭配，多吃新鮮的蔬菜水果，滿足體內的維生素和微量元素等各種營養物質的需求，保持體內營養均衡。可有選擇性地食用一些抗淋巴結腫大的食品，

如荸薺、荔枝、核桃、田螺、牡蠣等。同時忌暴飲暴食和過分吃油膩之品；少用油煎、熏、烤、鹽醃製食品；禁煙、酒、辛辣刺激。

3. 緩解精神壓力。保持樂觀積極的心態和輕鬆愉悅的心情，通過調節心理狀況緩解精神壓力來調整生理狀況，從而保持身心健康。

食物調理淋巴腫人

羊骨粥。羊骨1000克，粳米100克，細鹽少許，蔥白2根，牛薑3片。將鮮羊骨洗淨敲碎，加水煎湯，取湯代水，同粳米煮粥，待粥將成時，加入細鹽、生薑、蔥白調料，稍煮沸即可。

身體健康小叮嚀 ••••••••••••••••••••••••••••••

出現頸部淋巴腫大時不要驚慌，按照醫生囑咐進行日常護理就可以。平時應注意勞動保護，避免外傷，若有皮膚損傷則應及時處理，防止感染蔓延。若患有扁桃體炎、齲齒、手指感染、足癬等，應及時抗菌消炎或做適宜的治療以控制感染。

•••

令人困擾的腰疼

一旦腰疼起來，整個人都仿佛失去了支撐，無論坐著還是走路，一概搖搖晃晃，好像在練「醉拳」。腰疼的時候，什麼樣的姿勢都讓人無所適從，即使是起身這樣一個簡單的動作，也似乎需要使出吃奶的勁兒才能完成，簡直讓人不堪忍受。

探索腰疼根源

人體的腰部，承擔著頭部、頸部、雙上肢和軀幹的重量，在日常的生活和工作中，人的姿態、負重、運動都以腰部為中心。腰部又是連接胸腔、腹腔、盆腔的中樞地帶，因此，腰痛可能是這些結構中的組織、器官病理改變的表現。具體來說，腰痛是指腰部一側或雙側疼痛連脊椎的一種症狀，男女均有發生，女性居多。

可能引起腰疼的疾病主要包括以下幾種：

1. 脊柱骨關節及其周圍軟組織的疾患。如挫傷、扭傷所引起的局部損傷、出血、水腫、粘連和肌肉痙攣等。

2. 脊髓和脊椎神經疾患。如脊髓腫瘤、脊髓炎等所引起的腰痛。

3. 腰部軟組織病變。椎間盤病變、腰部關節炎症、腰椎骨本身以及內臟器官病變都會引起腰疼。

4. 內臟器官疾患。如女性子宮及其附件的感染、腫瘤可引起腰骶部疼痛，這類女患者往往同時伴有相應的婦科炎症。

5. 子宮位置異常。因子宮位置前傾、後屈、脫垂等導致腰痛。此種腰痛無特殊方法治療，矯正子宮脫垂，改變體位可緩解症狀。

6. 盆腔炎。如患有盆腔炎、盆腔結締組織炎症的女性，會因炎症而刺激腰痛。隨著原發疾病的好轉或治癒，腰痛症狀可逐漸轉輕和消失。

7. 盆腔腫瘤。如子宮肌瘤、子宮頸癌、卵巢囊腫的女性，會由於腫瘤壓迫神經或癌細胞浸潤盆腔結締組織而發生腰痛。該類患者在腰痛時，常伴有腹部廣泛性的疼痛，藥物治療常無效。

8. 骶棘韌帶鬆弛。女性妊娠後會因胎兒的增大，腰部支撐力增加，導致骶棘韌帶鬆弛，壓迫盆腔神經、血管而引起腰痛。此種腰疼一般隨著產後腰部肌力的恢復可逐漸消失。

9. 腰肌勞損。身體過度疲勞，不正常的站、坐姿勢以及束腰過緊等，均會導致腰肌勞損而引起腰痛。

10. 內傷因素。如生育過多，人工流產次數多及房事不節，均會引起腎氣損傷而導致腰痛。

11. 外感因素。如長期感受寒濕，可阻遏經絡，導致血脈不暢而發生腰痛。

12. 其他疾病。如氟骨症等中毒性疾病和骨質軟化症等營養性疾病，也會引起腰疼。

遠離腰疼困擾

防患於未然

1. 女性鞋跟不宜過高。鞋跟不應超過 4 ～ 6 公分。穿上高跟鞋後，人體負重力線大大改變，骨盆前傾，腰部後仰。過度的腰部後伸，使背肌收縮繃緊，腰椎小關節和關節囊處於緊張狀態，長期下去，關節囊和腰背肌即發生勞損，引起腰痛。

2. 睡眠時最好取右側臥位、雙腿屈曲，這樣能夠有效減少腰部的負擔，預防腰疼。

3. 日常生活中注意充分休息，坐著時可將枕頭、坐墊一類的柔軟物，經常墊在腰背部位，以使自己感到舒服，減輕腰部的負荷。

4. 腰部感到疲勞時可雙手半握拳輕叩腰部，具體方法為在腰部兩側凹陷處輕叩擊，力量均勻，每次叩 2 分鐘。

5. 養成良好的生活習慣，戒除煙癮。由於吸煙時，許多有害物質，尤其是尼古丁被吸收進入血液，使小血管收縮痙攣，口徑變細，減少血液供應。

食物調理腰疼

1. 老桑枝燉雞。老桑枝 60 克，母雞 1 只，料酒、食鹽各適量。將雞去毛及內臟，洗淨；老桑枝洗淨切段，和母雞和料酒一起放入沙鍋中燉煮。熟後加入食鹽調味即可。

2. 豬腎粥。豬腎 1 只，粳米 100 克，山藥 50 克，薏米 25 克。洗淨豬腎，將其切成小塊，淘洗乾淨粳米和薏米，山藥切小塊，將以上材料一起放入鍋中共同煮熟成粥即可。

3. 胡桃仁餅。胡桃仁 50 克，麵粉 250 克，白糖少許。將胡桃仁碾為碎末，與麵粉混合在一起，加水適量，攪拌均勻，烙為薄餅食用。

4. 當歸生薑羊肉湯。當歸 20 克，生薑 30 克，羊肉 500 克，黃酒、調味料各適量。將羊肉洗淨，切為碎塊，加入當歸、生薑、黃酒及調味料，燉煮 1 ～ 2 小時，食肉喝湯。

身體健康小叮嚀

有些女孩子，夏天露臍冬天短外套低腰褲，都是想把腰露出來。但是女性的腰部不僅是風景，也是一處健康敏感區。腰痛是一種常見的病症，男女均會發生，但女性居多。這與月經、懷孕、分娩、哺乳等女性生理特點有關，亦與「女為陰體，易受寒濕」的體格特徵有關。因此有關婦科保健專家提醒，冬天裡，女人的腰部是保暖重點，切不可因為貪圖美麗而讓腰部受凍。

小心腰肌勞損

腰部是人體的中點，腰骶關節是人體承受身體重力的大關節，是腰部活動的樞紐，前俯、後仰、左右側彎、轉身都有牽涉，無論運動還是活動，這裡的關節比全身哪個關節承受的力量都大，所以這裡的肌肉容易發生疲勞和損傷，如果未能及時調理緩解，就容易發展成為腰肌勞損。

探索腰肌勞損根源

有些人即使體力活動不大，勞動強度也不大，但由於姿勢不對，脊柱處於半彎狀態，腰背肌肉一直緊繃著，日積月累，也會產生勞損，進一步發展形成無菌性炎症，刺激神經末梢，引起疼痛，於是腰痛就發生了。

長期反復的過度腰部運動及過度負荷，如長時期坐、久站或由彎腰到直立手持重物，抬物，均會使腰肌長期處於高張力狀態，久而久之可導致慢性腰肌勞損。

慢性腰肌勞損與氣候、環境條件有一定關係，氣溫過低或濕度太大，都會促發或加重腰肌勞損。腰椎先天或後天畸形，或下腰短縮畸形，或腰部外傷後，長期臥床不起，腰背肌長時間疲勞也會造成腰肌勞損。另，腰部軟組織急性損傷後治療不當，或反復損傷使組織不能得到充分修復，產生纖維化或瘢痕形成，也是造成腰肌勞損的原因之一。

遠離腰肌勞損困擾

防患於未然

1. 加強鍛煉，提高身體素質。特別是長年坐著的人，腰背肌肉比較薄弱，容易損傷。應有目的地加強腰背肌肉的鍛煉，如做一些前屈，後伸，左右腰部側彎，迴旋以及仰臥起坐的動作，使腰部肌肉發達有力，韌帶堅強，關節靈活，減少生病的機會。

2. 避免長期固定在一個動作上。如站久了可以蹲一蹲，蹲下不僅使腰腿肌肉得到放鬆休息，而且也減少了體能的消耗。

3. 減肥。肥胖者應減肥，以減輕腰部的負擔。

4. 注意生活中的各種姿勢。如從地上提取重物時，應屈膝下蹲，避免彎腰加重負擔；拿重物時，身體盡可能靠近物體，並使其貼近腹部，兩腿微微下蹲；向高處取放東西時，搆不著不宜勉強；睡眠時應保持脊柱的彎曲等。避免潮濕和受寒也是很重要的。

按摩改善腰肌勞損

1. 推。兩手對搓發熱之後，重疊放於腰椎正中，由上向下推搓 30 ～ 50 次，至局部產生熱感為止。

2. 捏。腳前伸而坐，或彎屈膝蓋，或正坐姿勢，均可。兩手分別捏拿、提放腰部肌肉 15 ～ 20 次。

3. 揉。採取坐姿，兩手五指併攏，分別放在後腰左右兩側，用掌心上下緩慢揉搓，至發熱為止。

4. 滾。兩手握拳，從腰部向上下滾動、按摩。先自下而上，再自上而下，反復多次進行。上身可配合前傾、後仰。

5. 壓。兩手叉腰，大拇指分別按於兩側腰眼處，用力擠壓，並旋轉揉按，先順時針，後逆時針，各 36 圈。

6. 叩。用雙手半握拳，用兩拳的背面輕叩腰骶部，以不引起疼痛為度。左右同時進行，各叩 30 次。

7. 抓。雙手反扠腰，拇指在前，按壓於腰側不動，其餘四指從腰椎兩側用指腹向外抓擦皮膚，從腰眼到骶部順序進行，兩側各抓 36 次。

8. 抖。兩手置腰部，掌根按於腰眼處，快速上下抖動 15 ～ 20 次。

食物調理腰肌勞損

1. 枸杞羊腎粥。鮮枸杞葉 500 克，羊腎 2 只，粳米 250 克，食鹽、五香粉各適量。枸杞葉洗淨切碎；羊腎洗淨，去筋膜、臊腺，切碎。二料與粳米一起放入鍋中加水適量，用小火煨爛成粥，加調味品食用。

2. 續斷杜仲豬尾湯。豬尾 2 條，續斷、杜仲各 25 克，食鹽少許。豬尾去毛洗淨，加入續斷、杜仲一起放入沙鍋內煮熟，加鹽少許，去藥渣。食豬尾飲湯。

3. 黃鱔杜仲湯。黃鱔 250 克，豬腎 1 只，杜仲 15 克，食鹽少許。黃鱔洗淨切段，豬腎洗淨切塊，所有材料一起放入鍋中加水共同燉煮，熟後加入食鹽即可。食肉喝湯。

4. 豬腎黑豆湯。豬腎 2 只，黑豆 100 克，陳皮 5 克，小茴香 5 克，生薑 2 片。以上材料一起放入鍋中煮熟，加調味品食用。

身體健康小叮嚀 ••••••••••••••••••••••••••••••••

腰肌勞損是腰部肌肉、椎間盤與韌帶組織的慢性損傷。下述這套旋腰轉背的動作有助於防治腰肌勞損。具體方法為：取站立姿勢，兩手上舉至頭兩側與肩同寬，拇指尖與眉同高，手心相對。吸氣時，上身由左

向右扭轉，頭也隨著向後扭轉；呼氣時，由右向左扭動，一呼一吸為一次。可連續做 8～32 次。長期做會有顯著療效。

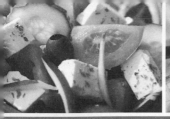
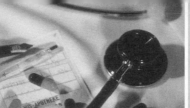
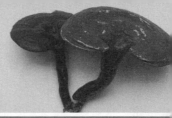

胸 腹

胃又開始痛了

俗話說十人九胃，意思就是說十個人裡，九個人的胃都有毛病。雖然有些誇張，但由此可見胃病是一種高發的身體不適現象。一般來說，飲食無度、吸煙飲酒、壓力巨大等都會引起胃痛。

探索胃痛根源

胃痛的主要病因是飲食習慣不良，如飲食不節制、經常吃冷飲或冰涼的食物等。加上生活節奏快，精神壓力大，更易導致胃病。實際上，其他臟器病變也可能引起胃疼，最常見的疾病就是慢性胃炎和消化性潰瘍等。

1. 頸胃綜合症。當頸椎發生骨質增生時，增生的骨刺、退化的椎間盤以及變得狹窄的椎間隙，對頸部分布極其豐富的交感神經會產生不良刺激。這些強烈的劣性刺激信號，通過進入顱內的交感神經網路，傳入下丘腦自主神經中樞，並產生優勢灶。

這種優勢灶的興奮再沿著交感神經或副交感神經向下傳到內臟的血管，並使胃出現兩種不同的症狀：當交感神經興奮時，胃腸分泌和蠕動受到抑制，出現口乾舌燥，不思飲食，上腹隱痛等

症狀；副交感神經興奮性增高時，就會出現食欲增強、灼熱燒心、饑餓時疼痛、進食後緩解等類似潰瘍病的症狀。

2. 肝膽系統疾病。如肝癌、膽囊癌及總膽管癌等都可表現為「胃痛」，並出現上腹部飽脹、乏力、黃疸等症狀。

3. 胰腺疾病。胰頭癌或慢性胰腺炎患者也常有心窩部隱痛及噁心、嘔吐等症狀。

4. 心肌梗塞。老年人心肌梗塞時不一定都會有心前區絞痛，可僅訴「胃痛」或心窩部不適，並伴有噁心、嘔吐。

5. 心理障礙。精神壓力、負面情緒對消化系統功能有不良影響。這種負面情緒如果不及時消除，日久便易導致消化性潰瘍。因而在臨床上，多數有心理障礙的病人，最終都會有胃痛等消化系統的毛病。

遠離胃痛困擾

防患於未然

1. 糾正不良習慣。多食清淡、少食肥甘及各種刺激性食物，有吸煙嗜好的病人，應戒煙。酒對胃刺激很大，會使潰瘍惡化，故盡量少飲或不飲。

2. 飲食定時定量。長期胃痛的病人每日三餐或加餐均應定時，間隔時間要合理。急性胃痛的病人應盡量少食多餐，平時應少食或不食零食，以減輕胃的負擔。

3. 注意營養均衡。平時的飲食應供給富含維生素的食物，以利於保護胃黏膜和提高其防禦能力，並促進局部病變的修復。

4. 飲食宜軟、溫、暖。烹調宜用蒸、煮、熬、燴，少吃堅硬、粗糙的食物。進食時不急不躁，使食物在口腔中充分咀嚼。

5. 飲食以清淡為主。少吃味精、酸辣及過鹹的食物，味重會刺激胃酸分泌，少量的生薑和胡椒，可暖胃和增強胃黏膜的保護作用。

6. 注重早餐。很多人工作忙碌，早上又貪睡，經常省掉早飯，這對身體一天能量分配不利，最容易傷胃。

食物調理胃痛

1. 薑米粥。高良薑 30 克，粳米 50 克。先用高良薑加適量的水，在沙罐內煎取藥汁；再用藥汁和粳米煮粥，空腹食之。

2. 豬肚粳米粥。豬肚 1 只，粳米 100 ～ 150 克，丁香、肉桂、茴香各適量。將前述各味一齊放入鍋中，再加入一些調料，如薑、蔥、鹽、酒、醬，文火燉至極爛，粳米煮粥兌入。空腹服，一日 3 次。

3. 清燉鯽魚。鯽魚 250 克，生薑 30 克，橘皮 10 克，胡椒 3 克。鯽魚去鱗、鰓、內臟，洗淨；生薑洗淨，切片，與橘皮、胡椒同包紮在紗布袋中，填入魚肚，置鍋內，加水適量，小火煨熟，加鹽少許。空腹飲湯食魚，一日 2 次。

身體健康小叮嚀 •••••••••••••••••••••••••••••

現代人的生活節奏快，精神緊張，飲食不規律，造成脾胃病發病率越來越高。一定要注意規律的飲食方式。不要一邊用餐一邊喝冰凍飲料，避免冷熱食物一起吃；從冰箱取出的水果，尤其是橘子類，應該放置一段時間，待其恢復常溫之後再吃。同時，不論任何人，都不要在生氣後立即進食。

•••

肚子老是脹脹的

最近的胃腸好像不會消化一樣，吃下去的東西都堆積在裡面，即使一段時間不吃，明明到了該餓的時候，肚子也依然鼓脹著，以至於食欲下降了不少，面對色香味俱佳的飯菜也提不起興趣來。

探索腹脹根源

腹脹可以是全腹性的，也可僅為局部性的，有時是系統性疾病的表現。正常情況下，如果食用了發酵食物，像是牛奶等，食糜在這段胃腸道內因某種原因停留時間過長，在細菌的作用下，會引起食糜發酵，產生大量的氣體，就會引起腹脹。

除此之外，如果經常性出現腹脹現象或腹脹持續不癒，往往說明身體已經出現了一定程度的異常情況。會引發腹脹的疾病因素如下：

1. 胃腸道中氣體吸收障礙。腹腔內大部分氣體，經腸壁血管吸收後，由肺部呼吸排出體外。有些疾病，使腸壁血循環發生障礙，如腸梗阻、腸麻痺等，影響腸腔內氣體吸收，從而引起腹脹。

2. 胃腸道內氣體排出障礙。因疾病引起的腸蠕動功能減弱或消失，使腸腔內的氣體排不出體外，因而引起腹脹。臨床上常見的引起胃腸道脹氣的疾病有吞氣症、急性胃擴張、幽門梗阻、頑固性便秘、肝膽疾病及某些全身性疾病。

遠離腹脹困擾

防患於未然

1. 不吃不易消化的食物。如炒豆、硬煎餅等，因其在胃腸道裡滯留時間較長，可能產生較多氣體而引起腹脹。

2. 改變狼吞虎嚥的飲食習慣。進食太快或邊走邊吃，容易吞進不少空氣，導致腹脹。

3. 克服不良情緒。如焦躁、憂慮、悲傷、沮喪、抑鬱等不良情緒會使消化功能減弱，刺激胃部製造過多胃酸，其結果是胃氣增多，腹脹加劇。

4. 注意鍛煉身體。每天堅持適量運動，不僅有助於克服不良情緒，還可以幫助消化系統維持正常的功能。

食物調理腹脹

1. 山楂粥。將鮮山楂切片，炒至棕黃色。每次取 10～15克，加溫水浸泡片刻，煎取濃汁 150 毫升，再加水 300 毫升，入粳米 50 克，白糖適量，煮至稠粥即可服食。

2. 清燉鯽魚。鯽魚 1 條，生薑 30 克，胡椒 1 克。鯽魚去鱗及內臟，薑切片，與胡椒一同放入魚肚內，加適量水燉熟，加少許鹽，飲湯食魚。每天 1 次，連食 1 周。

身體健康小叮嚀 ••••••••••••••••••••••••••••••••••••••

經常腹脹的人，要少吃含有果糖或是山梨醇的食物或甜點，因為這是產氣的元兇。豆類食品一定要煮到熟爛了再吃，因為太硬的豆子不但不好消化還容易造成脹氣。有些人對某種食物特別容易產氣或是脹氣，就必須根據以往的經驗避開這些特定的食物。

同時，平常還應該避免喝碳酸飲料、嚼口香糖，並且最好不要用吸

管喝飲料，因為這些都會在無形中增加氣體的攝入。

胃裡燒得好難受

今天的晚飯比平日豐盛許多，讓人忍不住食欲大增，於是比平時多吃了一碗飯。可吃過飯後不久，便覺得胃裡灼熱難當，喝水來淡化胃液也不管用。

探索燒心根源

「反酸燒心」的症狀很多人都有過，人們大多認為這是飲食不當造成的，不太在意。但當這些症狀頻繁出現，或伴隨其他症狀時，就可能是一種病理現象了。

可能引起反酸燒心的疾病如下。

1. 胃食道逆流。燒心反酸是胃食道逆流的典型症狀表現，對此應當引起必要的重視。胃食道逆流會造成食道黏膜組織損害，嚴重者可形成食道潰瘍或食道狹窄甚至癌變。

2. 消化性潰瘍。消化性潰瘍包括胃潰瘍和十二指腸潰瘍，二者經常合併發作。消化性潰瘍是一種常見的消化系統疾病，也是引起反酸燒心的主要原因。潰瘍病的反酸燒心症狀多在空腹時出現，進食後可緩解。

3. 胃部疾病。急性胃炎、慢性胃炎、胃息肉、胃結石、胃的良惡性腫瘤等均會引起反酸燒心現象，此為胃部疾病的主要表現。

4. 其他疾病。鄰近胃部臟器的疾病也會引起反酸燒心的表

現，如膽囊炎、膽石症、慢性肝炎、肝硬化等。

遠離燒心困擾

防患於未然

1. 養成良好的飲食習慣。別喝濃茶、咖啡、烈酒，少吃油炸食物、辣椒，吃飯時細嚼慢嚥，盡量做到少食多餐。

2. 飯後不做劇烈運動。飯後不要馬上臥床或彎腰，也不應馬上做劇烈運動，應適當休息過後再做運動。

3. 按時睡覺。最好是在晚上 11 點前睡覺，因為人的深度睡眠時間是晚上 11 點至凌晨 5 點，擁有良好的睡眠品質對於預防反酸燒心等敏感性胃腸不適反應大有好處。同時應注意，睡覺時把枕頭墊高一些，防止胃液倒流。

食物調理燒心

蘋果土豆泥。蘋果、土豆各 100 克。將土豆和蘋果分別洗淨並去皮，切成小塊，放在一起共同攪成泥糊狀，即可食用。

身體健康小叮嚀 ·····················

現在工作忙碌，許多人都有熬夜吃夜宵的習慣，很多聚會、應酬也都安排在晚上。晚上大量進食後運動又少，能量消耗不了都存儲在體內，不僅易導致營養過剩和肥胖，還常會引發反酸燒心現象。

因為人在平臥時，胃裡的食物容易回到食道、嘴，從胃裡反流的食物是酸性的，對食道刺激很大，容易造成反酸燒心，或者胃食道逆流和反流性胃炎等，因此晚上最好少吃夜宵。

沒吃飯就想吐

忙碌了整整一個上午，馬上就要到午飯時間了。由於早晨為了節省時間沒有吃早飯，到現在已經餓得前胸貼後背了。眼看還有幾分鐘就要休息，突然胃裡感到一陣噁心，一種想要嘔吐的感覺強烈地翻湧上來。這是怎麼回事？

探索嘔吐根源

嘔吐，是身體通過胃的逆蠕運動，使胃內容物或一部分小腸內的容物經過食道而排出體外的一種症狀。飲食、痰涎從胃中上湧，自口而出的現象統稱作嘔吐。

古代中醫文獻中，以有聲無物為嘔，有物無聲為吐，有物有聲為嘔吐。實際上，嘔與吐往往是同時發生的，並稱為嘔吐。育齡女性早起的嘔吐，首先要考慮是不是懷孕所致。除此之外的嘔吐，則應考慮是否由病理狀況引起的。

1. 消化系統疾病。常見於腸胃炎、膽囊炎、胰腺炎、腎炎、幽門痙攣或梗阻以及某些急性傳染病等。

2. 慢性咽炎。慢性咽炎是咽部黏膜、黏膜下層及淋巴組織的慢性炎症，常伴有咽喉部乾嘔、疼痛或異物感、乾燥感、梗阻感、針刺感等不適。

3. 代謝系統疾病。尿毒症、慢性酒精中毒、急性肝壞死等，主要是由於新陳代謝紊亂，從而影響中樞造成嘔吐。

4. 精神因素。精神過度緊張、疲勞、強烈的情緒波動，令人厭惡的氣味等，常會引起嘔吐。

5. 腦部病變。腦震盪、腦積水、顱內出血、腦膜炎等腦部病

變，導致顱內壓力增高，發生噴射性的嘔吐。

遠離嘔吐困擾

防患於未然

1. 戒除煙酒，如有急性咽炎及鼻腔、鼻竇、扁桃體的慢性炎症要及時治療。

2. 起居有常，生活有節，改善工作和生活環境，避免粉塵及有害氣體的刺激。

3. 保持心情舒暢，避免精神刺激；加強鍛煉，增強體質。

4. 不要做過於劇烈的活動。另外，運動之前，可以補充一些低脂、清淡、高熱量的食物，如餅乾、果醬麵包、巧克力等，同時注意喝適量的水。

食物調理嘔吐

1. 山楂薑糖糕。生山楂 500 克，生薑 20 克，白糖 250 克。將白糖加水煎成稠汁，加入山楂末、薑汁攪勻倒入盤中，晾涼切塊即可。

2. 韭菜薑奶湯。韭菜 250 克，生薑 25 克，牛奶 250 毫升。韭菜和生薑分別洗淨切碎，搗爛，然後用紗布包起來絞汁；放入鍋內，加入牛奶加熱煮沸，趁熱飲服。

3. 薑味丁香糕。薑末 30 克，丁香粉 5 克，白糖 50 克，香油少許。先將白糖加水少許，放沙鍋中，文火熬化，再加入生薑末、丁香粉調勻，繼續熬至挑起不黏手為好。另備一大搪瓷盆，塗以少量香油，將糖傾入攤平，稍冷後趁軟切作 50 塊。隨意食用。

4. 橘皮粳米粥。橘皮 15 克，粳米 100 克，白糖適量。將橘

皮洗淨、烘乾，研為細末。用淘洗淨的粳米煮粥，待粥將熟時，把研細的橘皮末放入粥內，稍煮片刻後，加入白糖服食。

身體健康小叮嚀 ••••••••••••••••••••••••••••••••••••••

　　想吐又吐不出來，那種焦慮、痛苦的表情，讓旁人看了都難受。經常乾嘔者，可以常在嘴裡放一根甘草細細咀嚼，對於防治嘔吐非常有效。除此之外，保持大便通暢，多吃富含維生素的蔬菜水果，保持胃腸代謝正常，都是改善嘔吐的有效方法。

••

不停拉肚子

　　從早晨到公司開始，肚子就沒「老實」過，工作間隙只好一次次地不停往廁所跑。幾趟下來身體已經精疲力竭了，走路也開始搖搖晃晃。仔細想想，可能是早晨在路邊攤買的早點不衛生，吃壞了肚子，以至於現在頻繁去廁所，真可惡！

探索腹瀉根源

　　排便是一種正常的生理活動，一般正常人每天排便 1 次，但也有人 1 天要排便 1 次以上或 3 ～ 4 天才解大便 1 次。腹瀉是指原來排便習慣的改變，排便次數增多，糞便稀薄或含有膿血。

　　腹瀉有急、慢性兩種。急性腹瀉與細菌或病毒感染、飲食不當、食物中毒有關。慢性腹瀉多半是腸功能性或器質性病變所致，少部分與全身疾病有關。通常來說，引起腹瀉的疾病主要包括以下幾種：

1. 腸道感染性疾病。慢性細菌性痢疾、慢性阿米巴痢疾、腸結核、菌群失調及腸道真菌病等，出現的顯著症狀便是腹瀉。

2. 腫瘤。大腸癌、淋巴瘤、胃腸道激素細胞瘤等腫瘤也會導致腹瀉。

3. 腸道非感性炎症。炎症性腸病，如克隆病和潰瘍性腸病等，以及放射性腸病、尿毒症性腸炎、膠原性腸炎等，均會引發腹瀉。

4. 小腸吸收不良性腹瀉。熱帶性口瘡性腹瀉及非熱帶性口瘡性腹瀉等屬於原發性小腸吸收不良，會導致腹瀉；繼發性小腸吸收不良也會導致不同程度的腹瀉，如胰液或膽汁分泌不足，像是慢性胰腺炎、胰腺癌、膽汁性肝硬化、肝外性膽道梗阻等；小腸吸收面積減少如短腸綜合症、小腸—結腸吻合術或瘺道等也有此症狀。

5. 功能性及全身性腹瀉。如腸躁症、甲狀腺功能亢進、糖尿病、慢性腎上腺皮質功能減退、多發性動脈炎、硬皮病等均會導致腹瀉。

遠離腹瀉困擾

防患於未然

1. 不喝生水，不食用不潔、腐敗、劣質和不符合衛生要求的食品；注意飯前便後洗手，謹防發生感染性腹瀉病。

2. 動物性食品或海鮮在食用前必須煮熟、煮透，如海魚、海蜇、海蝦、海蟹、豬、牛、羊、雞、鴨等動物內臟、肌肉、蛋及乳製品等。

3. 加工生食和熟食的餐具應分開，以避免交叉污染。此外，

不在不潔攤位購買食品或進餐。

4. 當周圍有腹瀉患者時，應對患者隔離。如，痢疾患者在症狀消失後要隔離一周，對其使用的餐具應進行消毒，被褥要曝曬。

食物調理腹瀉

1. 芡實山藥糊。芡實 500 克，山藥 500 克，糯米粉 500 克，白糖 500 克。先把芡實、山藥一同曬乾後，放入碾槽內碾為細粉，與糯米粉及白糖一併拌和均勻，備用。用時取混合粉適量，加入冷水調成稀糊狀，然後加熱燒熟即成芡實山藥糊。每日早晚溫熱空腹食用。

2. 茯苓大棗粥。茯苓粉 30 克，粳米 60 克，大棗 10 克。將大棗去核，浸泡後連水同粳米煮粥，粥成時加入茯苓粉拌勻，稍煮即可。

3. 大棗木香湯。大棗 20 枚，木香 6 克。大棗洗淨去核，放入鍋中加水，先用文火煮 1 小時，然後放入木香再煮片刻，去渣溫服即可。

身體健康小叮嚀 •••••••••••••••••••••••••••••••••••

炎熱的夏天，不僅要注意防暑降溫，更不能忽視了在防暑降溫中可能出現的著涼，比如在空調房間久坐，貪涼睡在地上，暴飲啤酒、大量飲用冰鎮飲料等，都很容易讓腸道感到不適，其中最常見到的是著涼引起的拉肚子。

放屁真是難為情

許多人認為，放屁是一種不雅的行為，特別是在大庭廣眾下放響屁。然而，人吃五穀雜糧，焉能不放屁？有人為了避免尷尬的場面，乾脆就小心翼翼地憋著或膽戰心驚地「文文明明」地放，即使這樣，也覺得無比難為情。

探索放屁根源

放屁，是人體必不可少的生理現象。屁是人體經過代謝活動後產生的廢氣，經由肛門排出體外。健康的人每天都要有不等次數的放屁現象。腸道裡細菌分解殘留食物後產生的氮、硫化氫、氨等廢氣主要都靠放屁排出體外，這對人體是有好處的，也是人體自我調節的一個法寶。

經醫學證明，通過放屁，人們能夠瞭解自己腸胃的情況，也有可能瞭解自己的健康狀況。

1. 無屁不要喜。一直不放屁，不排便，是腸梗阻的前兆，因吃了大量的肉食，運動較少，引起腹內積食，腸胃功能受阻，排毒不暢引起。

2. 多屁要注意。屁明顯增多，一般是由消化不良、胃炎、消化性潰瘍、胃部疾病、肝、膽、胰等疾病引起。也可因攝入的澱粉類、蛋白質類的食物如豆類、土豆、蛋類等，或狼吞虎嚥或習慣性吞嚥動作過多，經常吞嚥口水而攝入較多的空氣等造成的。

3. 臭屁更要小心。屁的主要成分是吸入的空氣所含的氮和腸內細菌製造的氫、甲烷、二氧化碳等氣體。一般情況下，屁是不會特別臭的。如果屁奇臭難聞，原因可能是進食了大量的高蛋白

食物。

遠離放屁困擾

防患於未然

1. 保持良好情緒。保養脾胃，首先要保持良好的情緒。據研究，不良情緒可導致食欲下降、消化不良、放屁等，而良好的情緒則有益於胃腸系統的正常活動。

2. 飲食調攝是保養脾胃的關鍵。飲食應有規律，三餐定時、定量，不暴飲暴食。素食為主，葷素搭配。要常吃蔬菜和水果，以滿足身體需求和保持大便通暢。少吃有刺激性和難於消化的食物，如酸辣、油炸、乾硬和黏性大的食物，生冷的食物也要盡量少吃。

3. 注意冷暖。在春秋氣候變化無常時，容易虛寒胃痛者要注意保暖，避免受冷。脾虛泄瀉者可在臍中貼暖臍膏藥，同時還應少吃生冷瓜果等，如感到胃脘部發冷，可及時服用生薑茶。

4. 適當運動。如散步、慢跑、打太極拳、做氣功等。適當的運動能增加人體的胃腸功能，使胃腸蠕動加強，消化液分泌增加，促進食物的消化和營養成分的吸收，並能改善胃腸道本身的血液循環，促進其新陳代謝，推遲消化系統的老化，防治放屁。

食物調理放屁

1. 木瓜草魚尾湯。木瓜 1 個，草魚尾 100 克。木瓜削皮切塊，草魚尾入油鍋煎片刻，加木瓜及生薑片少許，放適量水，共煮 1 小時左右。

2. 砂仁黃芪豬肚。砂仁 6 克，黃芪 20 克，豬肚 1 個，食鹽、八角茴香、食醋、五香粉各適量。將豬肚洗淨，將砂仁、黃

芪裝入豬肚內，加水燉熟，調味食用。

胸口好悶，喘不過氣來

　　胸悶是一種常見的身體不適現象。胸悶嚴重時，那種透不過氣來，嚴重缺氧的感覺會讓人產生瀕死之感。胸悶的出現預示著一些器質性或功能性疾病的存在，不可小覷。

探索胸悶根源

　　胸悶是一種主觀感覺，即呼吸費力或氣不夠用。輕者若無其事，重者則覺得難受得似乎被石頭壓住胸膛，甚至發生呼吸困難。尤其是在辦公室中，很多人會認為是工作時間太長疲勞導致的「職業病」。事實上並沒有這麼簡單，這些病症常常被疲勞的假象所遮蓋，不要以為適當的休息就沒事了，因為這樣的忽視很有可能導致更嚴重的後果。

　　胸悶可能是身體器官的功能性表現，也可能是人體發生疾病的最早症狀之一。不同年齡的人胸悶，其病因不一樣，治療不一

樣，後果也不一樣。

1. 呼吸道受阻。氣管支氣管內長腫瘤、氣管狹窄以及甲狀腺腫大、縱膈內長腫瘤等氣管受外壓的情況下都會導致胸悶。

2. 肺部疾病。肺氣腫、支氣管炎、哮喘、肺擴張不全、肺梗塞、氣胸出現的典型症狀表現即是胸悶。

3. 心臟疾病。某些先天性心臟病、風濕性心臟瓣膜病、冠心病、心臟腫瘤等也會導致胸悶。

遠離胸悶困擾

防患於未然

1. 保持心情舒暢，愉快樂觀，心平氣順，便可自然安康。

2. 多進食含維生素 C 類水果，如橘子、番茄等，及富於氨基酸的食物，如瘦肉、雞蛋、魚、大豆等。

3. 多運動，注意氣候變化，防止受涼、感冒或上呼吸道感染。

4. 服藥要遵醫囑，尤其是伴心律失常的患者，不可自行增加或減少藥量。

5. 避免劇烈活動，注意生活規律，保持良好的精神狀態。

食物調理胸悶

1. 菊花茄子羹。菊花 20 克，茄子 250 克，薑、蔥、澱粉、食鹽、麻油各適量。將菊花加水煮沸 30 分鐘左右，去渣取汁。茄子洗淨，切成斜片，放入燒熱的油鍋內翻炒至快熟時，調入蔥、薑、澱粉和菊花汁，翻炒片刻，滴些麻油即可。

2. 木耳豬肉湯。木耳 6 克，佛手柑 10 克，薏仁 20 克，豬瘦肉 50 克，食鹽、味精各適量。將豬肉切絲，同木耳、佛手柑、

薏仁加清水適量，同燉至爛熟後，去佛手柑，加食鹽、味精等調味服食。

3. 薺菜雞蛋湯。薺菜 200 克，雞蛋 1 個，食鹽、味精各適量。將薺菜洗淨，加水 2 碗，煮至 1 碗時，打入雞蛋，煮熟，調味服食。

4. 涼拌萵苣。萵苣 250 克，榨菜 50 克，蔥末、胡椒粉、食鹽、食醋、香麻油各適量。將萵苣洗淨。榨菜洗淨，切絲，與萵苣同加蔥末、胡椒粉、食鹽、食醋、香麻油適量，拌勻即成。

5. 乾薑胡椒砂仁肚。乾薑、胡椒、砂仁各 6 克，肉桂、陳皮各 3 克，豬肚 1 個，食鹽、味精各適量。將豬肚洗淨。諸藥布包。加水同煮至豬肚爛熟後，去渣取汁飲服，豬肚取出切片，調味服食。

身體健康小叮嚀 ﹒﹒﹒﹒﹒﹒﹒﹒﹒﹒﹒﹒﹒﹒﹒﹒

在空氣不流通的房間內逗留較長時間，或遇到某些不愉快的事情，甚至與別人發生口角、爭執，或處於氣壓偏低的氣候中，往往也會產生胸悶、疲勞的感覺。經過短時間的休息、開窗通風或到室外呼吸新鮮空氣、思想放鬆、調節情緒，就能很快恢復正常，不必過分擔心。

﹒﹒﹒﹒﹒﹒﹒﹒﹒﹒﹒﹒﹒﹒﹒﹒﹒﹒﹒﹒﹒﹒﹒﹒﹒﹒﹒﹒﹒﹒﹒﹒

打嗝止不住

幾乎每一個人都有過打嗝的經歷。不僅大人打嗝，小孩打嗝，甚至在媽媽腹內的胎兒也會打嗝。打嗝雖是小事，但假如連續不停地打下去，恐怕誰也受不了。輕者影響睡眠、吃飯、工

作，重者則可能損壞心肺功能，對身體健康造成不良影響。

探索打嗝根源

醫學上稱打嗝為「呃逆」。在人體的胸腔和腹腔之間，有一個像帽子似的厚厚肌肉膜，稱為橫膈膜，將胸腔和腹腔分隔開。和身體其他器官一樣，橫膈膜也有神經分布和血液供應。當引起打嗝的誘因刺激傳導給大腦以後，大腦就會發出指令，使橫膈膜出現陣發性和痙攣性收縮，於是就出現打嗝。

通常情況下，如果受到寒冷刺激、飽餐、吃飯過快、吃進乾硬食物後，都可能出現暫時性的呃逆，這不能算病，所以也不必看醫生。但如果出現連續性或頑固性的打嗝現象，則可能說明身體存在異常狀況。

1. 中樞性疾病。呃逆反射弧抑制功能喪失，器質性病變部位以延腦最重要，包括腦腫瘤、腦血管意外、腦炎、腦膜炎，代謝性病變有尿毒症、酒精中毒，其他如多發性硬化症等。

2. 外周性疾病。呃逆反射弧向心路徑受刺激。膈神經的刺激包括縱膈腫瘤、食道炎、食道癌、胸主動脈瘤等。橫膈膜周圍病變如肺炎、胸膜炎、心包炎、膈下膿腫、食道裂孔疝等，迷走神經刺激有胃擴張、胃炎、胃癌、胰腺炎等。

遠離打嗝困擾

防患於未然

1. 飲食是關鍵。應減少油膩及刺激性食物的攝入，土豆、玉米、雞蛋等難以消化的不宜多食；戒煙戒酒，養成良好的生活習慣，避免暴飲暴食及睡前進食過量；可採取少量多餐的方法。

2. 放寬心情。要特別注意保持愉快的心情和良好的心境。焦慮或抑鬱的心理狀態會引起體內某些激素的改變，使得胃腸的運動與分泌減弱，從而導致功能性消化不良，引起打嗝。

3. 進餐途中，不要喝過多的水和飲料。如果進餐中間攝入了很多水分，把胃塞得滿滿的，就沖淡了消化液，消化液濃度越低，就容易引起打嗝。

4. 少喝碳酸飲料、少嚼口香糖。碳酸飲料和口香糖會讓消化系統充滿過量空氣，從而引起打嗝。

小習慣改善打嗝

1. 憋氣或吐氣。嘗試短暫的憋氣，或做緩慢且穩定的吐氣，這兩種方法對於打嗝有一定緩解作用。

2. 抱膝壓胸。抱緊雙膝，用膝蓋擠壓胸部，可以起到止嗝的作用。

3. 吹紙袋。將一個紙袋套在嘴上，用兩手捏住嘴口，彎腰憋氣然後用力吹。

4. 冰敷。在橫膈膜處放冰敷袋冰敷，可以緩解症狀。

身體健康小叮嚀

還有一些小偏方或許有助於盡早結束打嗝。比如，一茶匙糖，在不喝水的情況下乾吞下去，數分鐘後便會停止打嗝，是有效緩解打嗝的方法。因為糖在口腔裡會改變原來的神經衝動，以阻撓橫膈膜的肌肉做間歇性地收縮。

哈欠打不停

很多人認為，打哈欠是一種不雅之舉，是一種精神不振的外在表現。其實，打哈欠與打嗝、打噴嚏一樣，都是人的自然生理反應，不但不應「忍住」，還應放開地打，這樣才有利於身體的健康。

探索哈欠頻繁根源

哈欠是身體發出的神經疲勞反應信號，表明興奮即將或已經達到最高峰，應該轉向抑制和休息，否則將心神恍惚，事倍功半，長期下去甚至可能得上神經衰弱等諸多症狀，嚴重影響健康。

哈欠透露出的健康訊息主要有以下方面：

1. 人體如果有不適感，就會以打哈欠的方式進行大量的氣體新陳代謝。

2. 身體在極度疲勞時，就會不斷地打哈欠，這就是在提醒身體需要及時調整和休息。

3. 人體處在不同程度的缺氧狀態，會造成經常失眠，早晨起來後精神不濟，整天感覺疲憊，哈欠頻繁。

4. 中風引起的哈欠，對於平日裡看起來很正常的人，如果最近幾天突然哈欠增多，甚至連續不斷，很有可能發生中風。此時，應及早就診。

遠離哈欠頻繁困擾

防患於未然

1. 多喝熱茶。熱茶中含有咖啡因，它能增強呼吸的頻率和深度，促進腎上腺素的分泌而達到抗疲勞的目的。咖啡、巧克力也有同樣的效果。

2. 多食用富含維生素 B1、B2 和維生素 C 的食物，有助於把人體內積存的代謝產物盡快處理掉，從而消除疲勞。

3. 多食高蛋白食物。高蛋白的食物可以產生大量的熱，從而使人不易感到疲勞，如豆腐、牛奶、豬牛肉、魚、蛋等。

4. 鹼性食物也必不可少。疲勞是由於人體內環境偏酸而引起，多食鹼性食物能達到消除疲勞的效果，如新鮮蔬菜、瓜果等。

5. 疲勞時及時休息，不要讓身體長時間處於缺氧狀態，否則，對健康是非常不利的。

身體健康小叮嚀

適當地打哈欠，不僅對身體無害，而且在某種程度上可以減少情感上的緊張。當你處在情感強烈緊張的情勢下，一種很古老的反射機制使人下意識地屏住了呼吸，同時，另一古老的機制——哈欠也起了作用。此時，深吸氣使血液中的氧飽和，血液充入人腦、肌肉，以此為決定性行為做準備，這是一種自然、簡單地減輕精神緊張的妙法。

連續幾天沒大便

排便是人體一項必不可少的生理活動，是新陳代謝中的重要環節。通過有規律的排便活動，人體內有毒的廢棄物質得以排出，從而能夠保持清潔和健康。一旦發生便秘，無法及時排出有毒物質，就會危害健康狀況。

探索便秘根源

便秘，即指大便次數減少，常三五日、七八日一次，甚至更長時間。便秘者多數糞質乾硬，排出困難，伴有腹脹、頭暈、頭脹、心煩失眠等。

除了排便次數減少之外，還有一種情況即是排便次數不減，但糞質乾燥堅硬，排出困難，常因排便過度用力，導致肛裂、便血，日久引起痔瘡等。或糞質並不乾硬，也有便意，但排便不暢，排便無力，排便時間延長，常出現怒爭汗出、乏力氣短、心悸頭暈等症狀。

我們要正確認識便秘，才能及時治療。

1. 血虛者容易產生便秘。表現為大便乾燥，面色無華，心悸眩暈。

2. 陰虛者也易產生便秘。表現為大便乾結如羊屎狀，形體消瘦、頭暈耳鳴、心煩少眠、盜汗等症狀。

3. 直腸炎、肛裂、痔瘡。會導致或加重便秘、排便困難、糞便乾燥等現象，並可直接引起或加重肛門直腸疾患。如果較硬的糞塊阻塞腸腔，使腸腔狹窄及壓迫盆腔周圍結構，阻礙了結腸蠕動，使直腸或結腸受壓而造成血液循環障礙，還可形成糞性潰

瘍，嚴重者甚至會引起腸穿孔。也可發生結腸憩室、腸梗阻、胃腸神經功能紊亂等疾病，出現如食欲不振、腹部脹滿、噯氣、口苦、肛門排氣多等不適現象。

4. 便秘可誘發腸道外的併發症。如腦中風、影響大腦功能、性生活障礙等。在肝性腦病、乳腺疾病、阿茲海默等疾病的發生中也有重要的影響作用。臨床上關於因便秘而用力增加腹壓，屏氣使勁排便造成的心血管疾病發作有逐年增多趨勢，如誘發心絞痛，心肌梗塞的發作。

遠離便秘困擾

防患於未然

1. 注意飲食的量。只有足夠的量，才足以刺激腸蠕動，使糞便正常通行和排出體外。特別是早飯要吃飽。

2. 注意飲食的質。主食不要太過精細，要注意吃些粗糧和雜糧，因為粗糧、雜糧消化後殘渣多，可以增加對腸管的刺激，利於大便運行。

副食要注意多吃含纖維素多的蔬菜，因為正常人每公斤體重需要 90 ～ 100 毫克纖維素來維持正常排便。可多吃青菜、韭菜、芹菜等。纖維素不易被消化吸收，殘渣量多，可增加腸管內的容積，提高腸管內壓力，增加腸蠕動，有利於排便。

3. 日常要多喝水。特別是重體力勞動者，因出汗多，呼吸量大，水分消耗多，腸管內水分必然被大量吸收，所以要預防大便乾燥就得多喝水。早飯前或起床後喝一杯水有輕度通便作用。足量飲水，使腸道得到充足的水分可利於腸內容物的通過。

4. 多食含脂肪多的食品。如核桃仁、花生米、芝麻、菜籽

油、花生油等，它們都有良好的通便作用。

5. 養成良好排便習慣。每個人都有各種習慣，大便也不例外，到一定的時間就要排便，如果經常拖延大便時間，破壞良好的排便習慣，會使排便反射減弱，引起便秘，所以不要人為地控制排便感。

容易發生便秘者一定要注意把大便安排在合理時間，每到時間就上廁所，養成一個良好的排便習慣。

6. 適當運動。適當的運動可以加強腹肌收縮力，促進胃腸蠕動和增加排便動力。早上起來可以散步、慢跑、做體操，如果實在沒有時間，可在辦公室裡多做半蹲動作，也可以鍛煉腹肌張力，彌補運動不足。

按摩改善便秘

1. 揉腹。躺在床上，全身放鬆，將兩手手心疊放按於肚臍上，先按順時針方向揉 100 次，然後按逆時針方向揉 100 次。揉時用力適度，動作輕柔，呼吸自然。

2. 腹部按摩。躺在床上，雙腿彎起來，腹肌放鬆，將一手掌放在肚臍正上方，用拇指以外的四指指腹，從右到左沿結腸走向按摩。當按摩至左下腹時，應加強指腹的壓力，以不感疼痛為度，按壓時呼氣，放鬆時吸氣，每次 10 分鐘左右。

食物調理便秘

1. 木耳海參燉豬腸。木耳 15 克，海參 30 克，豬大腸 150 克，食鹽、味精、醬油、香油各適量。將豬大腸翻開洗淨，加水同木耳、海參燉熟，入鹽、醬油及味精少許，出鍋即可食用。

2. 香油拌菠菜。菠菜 250 克，麻油、食鹽、味精各少許。菠菜洗淨入沸水中煮 3 分鐘撈起，拌上麻油，加味精和精鹽適量，

拌勻即食。

　　3. 香蕉羹。香蕉 2 根，冰糖適量。將香蕉切片和冰糖置鍋內，加適量水同煮。每大吃 2 次，連服數天。

　　4. 銀耳大棗羹。銀耳 5 克，大棗 10 枚，冰糖 25 克。將銀耳清水泡發 12 小時，置碗中加大棗、冰糖，隔水蒸 1 小時。每天早晨空腹食用，連服數天。

身體健康小叮嚀 ••••••••••••••••••••••••••••••••••••

　　晨起喝杯溫開水，快速喝水效果更好，這樣有助於清潔和刺激腸道蠕動，使大便變軟而易於排出。平時也要多喝水，保證一天有八杯水的量。另外，在進行腹部按摩時要注意，雖然揉腹和腹部按摩可隨時進行，但選擇晚上入睡前或晨起時效果最佳。揉腹前應排空小便，不宜在過飽或過於饑餓的情況下進行。

••

大便竟然有血絲

　　在如廁的時候突然發現自己便血，無疑是讓人非常驚訝、甚至恐慌的一件事，有些人甚至為此擔憂過度。便血是一種排便異常現象，提示肛腸系統存在一定病變。但發生便血不用過度驚慌，採取相應的調理措施便可治癒。

探索便血根源

　　便血是指血從肛門而出，或隨大便挾雜而下，或下純血。便血本身並不會產生致命的危險，但這可能是一個危險因素，由於

便血使得排便時必須用力，這樣血壓就會升高，身體的耗氧量增加，很容易誘發高血壓、腦溢血、心絞痛等。因此，為了避免這些危害，專家建議大家要注意保持大便通暢。

可能引起便血的疾病包括以下幾種：

1. 肛門疾病引起便血。血色鮮紅無疼痛者，多見於內痔。初期痔核以便血為特徵，常因大便擦破痔核而出血，或點滴不已一線如箭，或僅衛生紙上有血；中期痔核便血不多或不出血，卻常脫出肛門外。肛裂的便血，多伴有肛門疼痛和便後週期性疼痛。

2. 直腸疾病。發生直腸息肉，主要症狀為便血，呈間歇性，一般量不多，常見於兒童直腸癌，主要表現為大便習慣改變，糞便變細，黏液便或血便，伴有排便不盡感，便血早期為鮮紅或暗紅色，量不多，晚期大便中常有惡臭黏液，體重減輕。

3. 結腸疾病。結腸疾病的主要表現是大便帶血，常伴有營養不良、貧血、低蛋白血症等症；家族性幼年性結腸息肉，症狀以大便帶血、直腸脫垂和生長遲緩為常見特徵。結腸癌，多有頑固性便秘，常見大便次數增多，癌腫破潰時，糞塊外染有鮮血或黏液，甚至膿液。

4. 慢性潰瘍性結腸炎和細菌性痢疾。兩者都有便血，且多與黏液或膿液同時排出，伴有腹痛。

5. 阿米巴痢疾。以便血為主要症狀，大便呈醬紅色，黏液多，有惡臭味。

6. 出血性大腸桿菌腸炎。表現為急性起病，伴發熱，腹瀉，有進食腐變肉類史，常以食不潔食物中毒為起因。

遠離便血困擾

防患於未然

1. 平時多注意補充營養，適當減少飲食中纖維素成分，以易消化的富含葉酸、鐵、鈣、鎂、鋅等微量元素的流質飲食為宜。

2. 多食具有清腸熱，滋潤營養黏膜、通便止血作用的食品，如生梨汁、藕汁、荸薺汁、蘆根汁、芹菜汁、胡蘿蔔、白蘿蔔、苦瓜、茄子、黃瓜、菠菜、蛋黃、蘋果、無花果、香蕉、黑芝麻、胡桃肉、白木耳等。

3. 保持肛門周圍清潔，便後用溫水沖洗。

4. 養成定時大便的習慣，減少增加腹壓的姿態，如卜蹲、屏氣。忌久坐、久立、久行和勞累過度。減少房事，房事過頻會使腸黏膜充血，引發或加重出血。

食物調理便血

1. 馬齒莧綠豆湯。鮮馬齒莧120克，綠豆60克，紅糖適量。以上材料一起放入鍋中加水適量，小火煮開後即可服食。

2. 黃芪三七煲瘦肉。黃芪30克，三七10克，大棗5枚，豬瘦肉150克，食鹽適量。紅棗洗淨去核，豬肉切片。先將黃芪和三七一起放入鍋中加水煎煮，去渣後放入紅棗和豬肉，煮熟後加入食鹽便可食用。

身體健康小叮嚀 ●●●●●●●●●●●●●●●●●●●●●●●

如果以往無肛腸疾病，突然出現便血；或者少量黯紅混濁便血時有出現，經久不癒；或者便血中帶有壞死腐敗組織、濃性分泌物；千萬不可疏忽大意，應及時赴醫院檢查。

●●

便便好臭，顏色也不對

凡是細心的人，在大便之後都會來上一個「回頭望」，這樣可以及早從糞便中察覺到消化道的健康狀況。如果出現了什麼問題，在大便中最為明顯的信號便是黑便和便味惡臭。通常這兩種情況總是結伴而發。

探索大便異常根源

大便的顏色與所吃的食物有關，進食蔬菜較多偏綠色，肉類則偏棕黑色，有時還與服用藥物有關。因此，正常人的排便有著一定的差異。但是，如果大便出現明顯的顏色變化，呈黑色柏油樣便或白色陶土樣便等，且其氣味惡臭撲鼻，讓人難以忍受，則需要特別注意。

1. 消化道出血時，紅細胞被胃液破壞，形成硫化鐵並刺激小腸分泌過多黏液，形成的大便會黏稠、漆黑、發亮即可出現黑便，醫學上稱為瀝青便。

2. 胃十二指腸潰瘍、急性胃黏膜病變、賁門黏膜撕裂、食管胃底血管破裂出血、膽道出血等，都會產生黑便。

3. 膽管梗阻，使進入腸道的膽紅素減少，以致糞膽素相應減少，出現白陶土樣便，且氣味難聞。

4. 膽囊結石、膽管癌、胰腺癌壓迫膽管等，大便多呈白色。

5. 結腸有病變，如痢疾、潰瘍性結腸炎、局限性腸炎、結腸癌或直腸癌時，會出現黏液膿血便，膿或血的多少取決於炎症類型和程度。

遠離大便異常困擾

防患於未然

1. 多運動。運動量應由小到大,時間應由短到長。平時缺乏運動的人,一開始不要突然參加諸如長跑、籃球、足球等劇烈的運動,也不要在過分饑餓或飽食後進行劇烈或長時間的持久運動。

2. 避免情緒大起大落,避免強烈的精神和神經刺激。

3. 多吃粗糧,可以有效的調節脾胃,從而改變大便異常。綠葉蔬菜、黃豆等食物,具有通便的效果;辛辣刺激性食物,只會加重病情。食物過於精細者,應多吃一些粗纖維的食物,如大棗、柿子、葡萄、蘋果、香蕉、蒜苗、金針、苦瓜、韭菜、菠菜、芹菜等。

身體健康小叮嚀 ••••••••••••••••••••••••••••••••

　　腸道菌群失調,有害菌增多,會產生多種毒素,引發便秘、便臭,如不能及時排除,雀斑痘痘就會出現在臉上了。因此要養成良好的排便習慣,同時要保持心情開朗。心境不寬,難免鬱結心中,影響消化系統,從而影響排便。

••

乳房長濕疹

　　乳房濕疹是乳腺疾病中常見的疾病,不必「因羞於見人而作罷」,相反,應該盡快去就診。乳房濕疹與乳房健康的關係密切相關,其初期的治療較為簡單,但如果未能引起注意,加重發

展，便會引發嚴重的乳腺疾病。

探索乳房濕疹根源

乳房濕疹是指乳頭、乳暈及其周圍密布針頭大小的丘疹、水皰，邊界比較清楚，常常伴有滲液、糜爛，可出現少量鱗屑或結痂，並伴有皸裂，自覺有程度不同的搔癢。出現糜爛、皸裂時還會有疼痛感覺。

乳房濕疹的產生發展通常與以下病變有關：

1. 過敏。如果體質較為敏感，在遇到嚴寒或酷熱等氣候條件、日光紫外線照射等情況下，就容易出現皮膚乾燥、多汗、搔癢等現象。另外，絲製品，各種動物皮毛，外用藥物，某些肥皂、化妝品、染料及人造纖維等刺激，也有可能誘發乳房濕疹。

2. 慢性消化系統疾病。內分泌功能紊亂等內在病灶，寄生蟲，某些食物如魚、蝦等，內服某些藥物，失眠、精神緊張、勞累過度等，均可發生或加重乳房濕疹。

中醫認為，乳房濕疹是由於肝經濕熱、風邪外襲肌膚的結果；或情志內傷，影響肝脾，肝鬱胃熱，相互交結，濕熱內生，凝結肝絡，經絡不暢而致乳房發病；或病久血虛，生風化燥，風燥鬱結，肌膚失養而致；或內濕困脾、外濕侵膚所致。

遠離乳房濕疹困擾

防患於未然

1. 盡量避免各種不良刺激，忌吃過敏和刺激性食物，如魚、蝦、酒等。

2. 不要讓自己長期處於緊張、勞累、情緒變化、神經系統功

能紊亂的狀態中。多補充維生素 B1、維生素 B12 等營養物質。

3. 哺乳期女性要養成良好的哺乳習慣，注意嬰兒的口腔衛生，勤換內衣，減少對乳頭的物理性刺激。

食物調理乳房濕疹

1. 燒豆腐。豆腐 100 克，野菊花 10 克，蒲公英 15 克，水澱粉、食鹽、味精各適量。將野菊花、蒲公英加水煎煮，取汁約 200 毫升，加入豆腐用小火燒熟後，放入食鹽和味精同煮沸，用適量水澱粉勾芡，攪勻即成。

2. 蘆根湯。鮮蘆根 100 克，魚腥草 15 克，白糖適量。將鮮蘆根洗淨切段，與魚腥草同煮取汁 250 毫升，加糖適量，分 2 次服完。也可將煮汁直接蘸洗患處。

身體健康小叮嚀 ···

乳房濕疹是一種變態反應性皮膚病，多見於婦女哺乳期，雙側乳頭、乳暈多同時受累，乳頭基部常有皸裂，哺乳時疼痛劇烈，多為急性或亞急性。停止哺乳，乳房濕疹很快好轉。預防應從注意乳房衛生做起，經常沐浴或用溫水清洗乳頭、乳暈，避免搔抓，忌用肥皂和熱水洗澡。

···

乳房似乎有硬塊

有些女性發現自己的乳房似乎存在硬塊，摸起來還會靈活地上下活動，便懷疑是腫瘤，就此非常擔心。實際上，這也有可能是正常現象或只是普通的乳房疾病。然而，相關的重視必不可

少，一定要經過醫生排查之後才能確定。

探索乳房腫塊根源

一般乳腺病都會有乳房包塊的症狀，但並不是所有摸起來像包塊的症狀都意味著患了乳腺疾病。有的女性尤其是年輕未婚女子，乳腺的腺體和結締組織有厚薄不均的現象，摸起來有疙疙瘩瘩或有顆粒狀的感覺，這可能是正常的，用不著憂心忡忡。

如果是新長出的包塊就需特別注意，因為青春期後出現乳房腫塊，很可能是乳腺疾病所致，早發現，早治療十分關鍵。

出現乳房腫塊的疾病可見以下幾種：

1. 乳腺纖維腺瘤。好發於內分泌旺盛而調節紊亂的年輕婦女，大多在 20～30 歲期間。腫塊明顯，腫塊多位於乳腺外上象限，圓形或扁圓形，一般直徑在 3 公分以內。單發或多發，質堅韌，表面光滑或結節狀，分界清楚，無粘連，觸之有滑動感。腫塊無痛，生長緩慢，但在妊娠時增大較快，而且很少有疼痛，但有惡變發生的可能性。

2. 乳腺增生病。這是一種由內分泌的功能性紊亂引起的疾病，其本質既非炎症，又非腫瘤，而是正常結構的錯亂。

3. 乳腺囊性增生病。這是乳腺異常增殖症的一個病變階段，多為年齡較大者，且易多發，有時呈索條狀結節，邊界不清晰，雙乳內同時或相繼出現多個大小不等的圓型結節樣腫塊，無粘連。

4. 乳腺結核。乳腺結核的症狀表現也是乳房部位生成腫塊，腫塊呈結節狀，質較硬，與皮膚粘連，邊界不清。

5. 乳房囊腫。可分為積乳和積血。積乳多見於哺乳期或妊娠

期婦女，積血多見於外傷，因積血堵塞乳管，未被吸收而形成炎性腫塊。

6. 葉狀囊肉瘤。多見於 35～40 歲的女性，發展較慢，腫瘤呈分葉狀，部分堅硬如石，部分區域呈囊性感。瘤體常巨大，有時潰破，很少與胸膛固定。

7. 乳腺惡性淋巴瘤。這種疾病發生率相對較低，表現常為乳房出現迅速增大的腫塊，有時可占據整個乳房，腫塊呈巨塊或結節狀、分葉狀，邊界清楚，質堅，有彈性，與皮膚及乳房等無粘連。腫塊巨大時表面皮膚很薄，血管擴張，並引起破潰。

8. 早期乳腺癌。乳內單個腫塊，與乳頭皮膚不粘連，無疼痛，質地堅硬，界限不清楚，移動度小，生長快。繼續發展，兼有乳頭內陷，乳房皮膚橘皮樣改變，且有疼痛者，則多進入晚期。

遠離乳房腫塊困擾

防患於未然

1. 定期在洗澡時自我檢查。正確的方法是，先用雙手交叉檢查雙側乳房，再將除拇指外的其餘四指併攏，緊貼胸壁，通過各手指交替輕壓，按順序觸摸整個乳房的各個區域。正常乳房較柔軟，有腫塊時感覺有東西在手指下滑動。切忌用手抓捏乳房，因為抓捏會使正常的乳腺組織縮成團，感覺就像是腫塊，即使其中真有腫塊也查不清。

2. 洗澡時避免用熱水刺激乳房，更不要在熱水中長時間浸泡。否則會使乳房的軟組織鬆弛，並引起皮膚乾燥。洗澡時的水溫以 27 度左右為宜。出浴前可用稍涼一些的水沖洗乳房，目的

是增強乳房及胸部皮膚的彈性。出浴後再用護膚乳液從乳頭開始呈圓形向外擦，直至頸部。

3. 哺乳期的媽媽們注意排空乳汁，排出乳汁的最好方法是採取正確的餵奶體位，使嬰兒含接得更好，而實現有效的吸吮，否則，會引起乳汁淤積，可能會發展成乳腺炎，形成膿腫，乳汁量會下降，所以哺乳期媽媽們千萬不要讓乳房「休息」，即使是夜間也不能停止哺乳。

4. 發生了乳頭皸裂也不要終止哺乳，每次餵奶前先做乳房按摩，先餵沒有皸裂的一側，再餵有皸裂的一側，保持正確的哺乳姿勢。最好的保護方法就是將餵奶後的最後一滴奶液塗在乳頭上，並自然乾燥，千萬不要用肥皂洗乳房。

食物調理乳房腫塊

1. 蒲公英粥。蒲公英 60 克，金銀花 30 克，粳米 50 ～ 100 克。先煎蒲公英、金銀花，去渣取汁，再入粳米煮成粥。

2. 黃芪豬肝湯。豬肝 500 克，黃芪 60 克，精鹽少許。將豬肝洗淨；黃芪洗淨，切片，用紗布包好。沙鍋置火上，加適量水，放入黃芪包、豬肝，共煮成湯，熟後去黃芪包，將豬肝切片，加精鹽少許調味，即可吃肝飲湯。

身體健康小叮嚀

乳腺增生占婦女乳腺疾病總數的 40% 左右，乳腺增生癌變率為 12.9% ～ 21.9%，比一般婦女患乳腺癌機會高 3 倍左右，而囊性增生者機會則高達 30 倍。儘管癌變是少數，但是也不可掉以輕心。一旦自己感覺有了肩、背、腋下疼痛，應先到專科檢查乳腺，以免耽誤病情。而乳腺增生的患者也應定期檢查，及時治療，不容忽視。

一動就出汗

　　有些人只要稍微進行一點運動就馬上大汗淋漓，除去汗腺活躍的原因之外，也可能是由於身體內部出現異常病變所致。一動就出汗，不僅讓人不便參加運動，減少了運動的樂趣，而且個人衛生也容易因此大受影響。

探索多汗根源

　　出汗，是人體正常代謝、體溫調節等生理功能中不可缺少的組成部分。人體的汗腺，是分布在皮膚層·真皮內的一種外分泌腺，通過長長的導管，能把分泌物即汗液引向皮膚表面。人體表皮大都有汗腺分布，以腋窩、腳底、手掌以及額部最為集中。

　　人體出汗機制，由交感神經系統控制。人體的汗腺多達 500 萬個，其中 2/3 的汗腺分布在手掌中，所以人在緊張狀態下，手心容易出汗。

　　對於在正常情況下出汗多的現象，不必過於恐懼和緊張。而如果平時不太運動也大量出汗，則有可能是身體出現了某些疾病，使排汗系統出現了問題，從而出現多汗症。

　　1. 全身性疾病。內分泌失調，包括甲狀腺機能亢進、糖尿病、垂體功能亢進等疾病，神經系統疾病寒熱瘧疾、結核等部分感染性疾病，以及長期生病造成體質虛弱等都會引起多汗。只要這些全身性疾病得到控制，多汗的情況就能得到解決。

　　2. 局部多汗。由於交感神經損傷或異常的反應，乙酸膽鹼分泌增多，導致小汗腺分泌過多的汗液。

　　3. 精神性出汗。由於高度緊張和情緒激動造成，是因為交感

神經失調所致，內服一些鎮靜藥具有暫時性的效果，但有口乾等副作用。

4. 味覺性出汗。屬於另一種生理現象，如吃一些刺激性的食物（辣椒、大蒜、生薑）後引起的多汗，這種情況一般不必進行治療，只須忌口。

中醫學認為，陰陽、臟腑、氣血、經絡等內在因素的偏盛偏衰，外邪、飲食、勞傷等外在因素的影響，皆可以導致多汗。

遠離多汗困擾

防患於未然

1. 平時應注意個人清潔衛生，多洗澡，勤換衣服，保持皮膚乾燥。

2. 少進食辣椒等辛辣刺激性食物。

3. 避免精神緊張、恐懼和焦慮等情緒。

4. 生活應當有規律，視自己的身體狀況進行適當的運動，加強個人衛生的保持。足蹠部多汗者和足臭者，應勤洗腳，勤換襪子，穿透氣性好的鞋。

食物調理多汗

1. 銀耳山藥羹。銀耳 100 克，紅棗 20 克，鮮山藥 20 克，白糖適量。將銀耳和紅棗同入清水中浸泡 1 小時，加入去皮切丁的鮮山藥，用文火煮成糊狀，加糖適量拌勻服食。

2. 小麥燉羊肚。羊肚 50 克，浮小麥 30 克，食鹽、味精各適量。浮小麥裝在乾淨小布袋內，將羊肚洗淨切塊，加水適量，慢火煮至爛熟，撈去布袋，調味。食肚飲湯，一天內分次吃完。連用 5 ～ 10 天。

不出汗也困擾

有些人稍動即出汗，而有些人做了大量運動之後卻依然「神清氣爽」，渾身上下乾淨清爽，除了喘氣加重之外，似乎看不出有運動的痕跡。這種狀況可能會使一些人羨慕，殊不知，這有可能是疾病在作祟。

探索無汗根源

「天氣熱了會出汗，天冷就沒汗了。」這是人們共同的感受，但感覺有時也會騙人。事實上皮膚每天都要通過汗腺分泌汗液，只不過當氣溫較低時汗腺分泌的汗珠太小，剛出表皮即被蒸發了。

而對一些「驚而無汗」、「動後無汗」或完全無汗的人，則可能屬汗腺本身的異常或因神經通絡某一部位的不正常造成，原因主要有以下幾個方面：

1. 汗腺。先天性汗腺發育不良或汗腺缺乏，可表現為全身性或局部性無汗。

2. 某些皮膚病。例如嚴重的魚鱗病、硬皮病、放射性皮炎、皮膚萎縮等，可引起局部性無汗。

3. 神經損傷。例如橫貫性脊髓炎、小兒麻痺、截癱，以及交感神經、延髓、橋腦的局部損傷，均可引起全身性或局部性無汗。

4. 某些內臟疾患。如糖尿病、尿崩症、慢性腎炎、黏液性水腫、惡性腫瘤等，此外，維生素 A 缺乏等，也會引起全身性無汗。

遠離無汗困擾

防患於未然

1. 多吃新鮮的蔬菜和水果，適當補充複合維生素 B；多吃粗糧。

2. 注意手部保暖，不要用鹼性大的洗滌用品洗手洗衣服，可以用一些護手霜護手。

3. 口服維生素 E，維生素 B 等。

4. 夏日炎熱，汗閉不出，可穿著淺色棉織品，寬鬆的衣服；做好其他防暑措施。

中藥調理無汗

1. 生地麥冬方。用生地 30 克，麥冬 10 克，玉竹 10 克，天花粉 10 克，黃芪 10 克，葛根 10 克，當歸 10 克，丹參 10 克，五味子 10 克。以上材料放入鍋中加水煎煮，去渣取汁即可。每日 1 劑。

2. 鎖陽黃芪方。肉蓯蓉 20 克，鎖陽 10 克，鹿角霜 30 克，黃芪 30 克，黨參 15 克，熟地 30 克，生山藥 60 克，白術 15 克，杜仲 15 克。以上材料放入鍋中加水煎煮，去渣取汁即可。每日 1 劑。

3. 綠豆粳米粥。綠豆 60 克，粳米 80 克，白糖 20 克。綠豆和粳米分別淘洗乾淨，一起放入鍋中加水熬粥食用即可。

身體健康小叮嚀 ·······························

出汗有很重要的作用，可以維持水分的供給與揮發的生理平衡，防止角質層乾燥，防止皮膚被微生物侵襲。此外，少汗與電解質、黏多糖、激素等代謝有關。因此，如果發現自己患有無汗症，應當盡快就醫，採取綜合治療以減輕無汗的痛苦。如果夏季天熱而無法通過出汗降低體溫，可以配製 5% 的甘草酒精，外搽，能有效降低皮膚溫度。

··

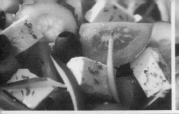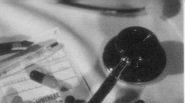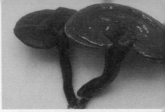

生 殖 器 官

排尿困難

很多人出現尿不盡的情況後，往往心情煩躁，脾氣會出奇的暴躁。尤其是有這種情況的一些未婚男子，甚至羞於向他人啟齒。實際上尿不盡是一種較為普通的生理疾病，無需驚慌。

探索排尿困難根源

尿不盡，是指一直有排尿的感覺，但卻無尿。有些人一旦出現排尿困難的狀況後便覺得羞愧難當，所以，對全家上下千方百計地瞞著，認為這是一件很不光彩的事情。正因為這樣，很多人錯過了最佳的調理治療時期，使得自己的病情不斷加重，以至最後不能進行正常的性生活，承受著多方的壓力和痛苦。

其實，引起排尿困難的原因很多。不注意個人衛生，平時不良的飲食習慣等都有可能導致此病。因此，如果發現自己有排尿困難的現象，一定要高度警惕，及時去就醫，找出致病的真正原因。

1. 飲酒過度。不當的生活方式，如長期酗酒，或一次飲酒過多，會使生殖器官包括前列腺反復長期充血及引起性興奮。酒後有性行為則會加重前列腺的充血，從而患病，導致排尿困難。

2.微生物感染。各種微生物，如細菌、原蟲、真菌、病毒等都可成為感染的致病微生物，但以細菌感染為最常見。

3.尿道炎。尿道口和尿道膀腺是最容易受到淋菌感染的部位，有時會因一些炎症和一些細菌上行感染導致膀胱炎。這時主要表現為排尿困難，排尿時有燒灼感，伴有排尿不暢或致血尿。急性期體溫會有升高，嚴重者尿道口有疼痛性包塊。

4.前列腺增生。患有此病者，會出現排尿困難、尿線變細、尿力不足、尿程短、尿液淋漓不盡等現象，嚴重者甚至會引起腎盂積水。

5.前列腺炎。有乳白色分泌物，乳糜狀尿液，伴有尿道灼熱感，尿頻、尿急、尿痛，嚴重者會導致早洩、陽痿。

6.糖尿病、愛滋病等。

遠離排尿困難困擾

防患於未然

1.有尿意時，及時排尿，不要憋尿，每晚臨睡前，排空膀胱。

2.積極治療引起尿路梗阻的疾病，如泌尿系結石、腫瘤、前列腺增生、包莖、腎下垂、瘢痕狹窄、泌尿系先天性畸形等。

3.盡量減少對會陰局部的壓迫，如不穿緊身褲，騎自行車時間不宜太久等。

4.多喝開水，增加尿量，使尿液不斷地沖洗泌尿道，盡快排出細菌和毒素，保持泌尿道清潔。

5.保持身體與心理健康，適當運動，精神上不要受壓抑。這是保持正常人體免疫力的基礎。

食物調理排尿困難

1. 馬齒莧 150 克，紅糖 90 克。加水浸泡 2 小時，文火煎 30 分鐘，每天服 1 劑，分 3 次服。服 3 ～ 5 天。

2. 冬瓜瓤，擠絞其汁。每次服 1 茶杯。

3. 葡萄汁、藕汁、生地黃汁、蜂蜜各 50 克。共煎，每日分 2 次飯前服。

4. 玉米須 50 克，芥菜花 25 克，白茅根 30 克。水煎去渣，每日分 2 次服。

身體健康小叮嚀 ·····················

保持規律性的生活，盡量避免以下前列腺炎誘因：避免性生活過多、頻繁的自慰行為，但也不能禁欲；不能過多飲酒，特別是不能酗酒；切忌受寒、受涼、坐濕地；注意重視夫妻雙方的性生活衛生；得了各種炎症病變，尤其是尿路感染，應及時對症治療不能拖延；少吃辛辣酸等刺激性食物，多吃富含對人體有益微量元素的食物。

外陰部搔癢

外陰搔癢是婦科很常見的症狀。搔癢部位以陰蒂、陰阜、大小陰唇多見，面積大者可波及肛門周圍。症狀時輕時重，重者會使患者坐臥不寧，影響工作和休息。而外陰皮膚經反復搔抓會出現皮膚增厚，有抓痕、血痂，出現苔蘚樣硬化等改變。

探索陰部搔癢根源

一般來說，引起外陰搔癢的原因有很多，如全身性疾病、外陰局部病變及感染等都可能成為致病因素，但也有無原因可查的外陰搔癢。

1. 感染因素。滴蟲感染或黴菌致病是引起外陰搔癢的常見原因。患有滴蟲性陰道炎、細菌性陰道炎時，白帶會明顯增多，炎性分泌物的大量分泌刺激了外陰皮膚黏膜，同時引起搔癢。

2. 外陰局部病變。如外陰濕疹、神經性皮炎、慢性外陰營養不良、外陰腫瘤等均能成為引起外陰搔癢的原因。

3. 全身性疾病。如維生素 A 及維生素 B 缺乏、黃疸、貧血、白血病等引起的外陰搔癢是全身搔癢的一部分；糖尿病病人的糖尿刺激外陰，也會引起搔癢；肥胖病人因皮脂腺、汗腺分泌過多，刺激外陰，也會引起外陰搔癢。

4. 不良衛生習慣。平時不注意清潔外陰，使陰道分泌物或經血積存於陰部會引起搔癢。反之，每日數次清洗外陰，或經常使用鹼性強的肥皂清洗，使外陰皮膚過於乾燥，也會引起搔癢。

5. 糞便、尿液刺激。極少數病人因患尿道陰道痛，或小便失禁，或肛痛，使糞便、尿液長期刺激外陰，出現搔癢。

6. 過敏。全身或外陰局部用藥過敏，引起外陰搔癢。

遠離陰部搔癢困擾
防患於未然

1. 注意保持外陰衛生，避免陰虱、蟎蟲及其他寄生病原體的滋生。

2. 避免使用具有刺激性的衛生用品及穿用尼龍內褲等，以免

造成外界物質的慢性長期刺激。

3. 穿柔軟寬大的內褲，保持外陰部汗液及分泌物的發散。

4. 避免過多食用過於辛辣油膩食品。

5. 注意經期衛生，勤換衛生棉。

6. 保持外陰清潔乾燥，不用過熱的水沖洗，不用肥皂擦洗。

7. 忌亂用藥物、抓搔及局部摩擦。

8. 進行適當的運動，每天做舒緩體操，舒展身體，調節情緒。出汗後，應及時洗澡換衣，保持外陰及身體的清潔乾爽。

外洗調理陰部搔癢

1. 狼牙草 60 克，蛇床子 90 克。以上二者一起放入鍋中加水煎煮，去渣取汁外洗陰部。1 日 1 次。

2. 無名精果實 60 克。放入鍋中加水煎煮，去渣取汁外洗陰部。每天 2 ～ 3 次。

身體健康小叮嚀 ··

在日常生活中需要注意公共場所的衛生，進入游泳池、公共浴池後嚴格注意清潔身體。養成良好的衛生習慣，如每天換內褲和清洗外陰，使用坐式馬桶前注意清潔或墊用衛生紙。如果發生外陰搔癢症狀不要諱疾忌醫，要及時診治，千萬不要自己亂用藥或為庸醫所騙而耽誤病情。

··

男人也有難言之隱

男人在家庭中擔當著重要角色，也是社會活動的主要參與者，因此，男人大多保持著一副頂天立地的形象。然而，在這幅

外表下，也隱藏著說不出口的難言之隱，讓男人們痛苦萬分。

探索陰囊濕疹根源

　　陰囊濕疹的原因比較複雜，既有內部因素，又有外部因素。大多情況下，都與身體內部的健康狀況異變有不同程度的關係。

　　1. 過敏體質的人，精神長期緊張、情緒變化起伏較大的人易患此病。

　　2. 患有一些疾病，如慢性消化系統疾病、胃腸功能紊亂、內分泌失常、新陳代謝障礙的人，在外部因素的作用下，也易患此病。

　　3. 外界刺激，寒冷或炎熱，出汗比較多，過度的搔抓等。

　　4. 內褲較緊，或異物摩擦，都可以誘發陰囊濕疹。

遠離陰囊濕疹困擾

防患於未然

　　1. 以素食為主，易於消化，不礙腸胃；大便應日日通暢，忌食辛辣刺激、腥發動風的海鮮和牛奶、雞蛋等食物。常用一些健脾除濕的藥膳，如冬瓜蓮子湯、綠豆赤小豆湯等，對濕疹有較好的預防作用。淡水產品如蓮子、藕、荷葉、菱角等，對改善陰囊皮膚也很有效。

　　2. 保持皮膚清潔。濕疹本身已破壞了皮膚的屏障功能，若不注意保持清潔，便會感染、發炎、化膿，使許多微生物乘機而入，加重濕疹的症狀，延長治癒時間。勿用熱水或肥皂清洗皮損，不亂用刺激性止癢藥物。

　　3. 避免過度疲勞和精神過度緊張。皮膚是人的「心理器

官」，許多病例證明，壓抑、緊張、焦急、恐懼的情緒對濕疹病患者很不利，可誘發和加重病情。

　　4. 生活起居有規律，應保持充足的睡眠時間，按時作息。

中藥調理陰囊濕疹

　　1. 薏仁粳米粥。薏苡仁、粳米各 30 克，冰糖少量。將薏苡仁、粳米共煮成粥，再放入少量冰糖，作點心食用。可以健脾祛濕，治療脾虛型濕疹。

　　2. 苦參方。蛇床子、當歸尾、威靈仙、苦參各 15 克。上藥加清水適量，煎沸後，將藥汁倒入盆內，趁熱先熏後洗患部。每日洗 1 次。

身體健康小叮嚀 ·········

　　陰囊部位的皮膚很鬆、很薄，相當敏感，如果經常處在高溫潮濕、密不透風的環境下，加上走路時雙腿摩擦，很容易產生對磨性濕疹，即陰囊濕疹，因此男性應適當少穿牛仔褲，選擇寬鬆透氣、柔軟舒適的運動褲或休閒褲等。

性行為造成的疼痛

　　性交疼痛多發生在女性身上，它是女性常見的性功能障礙，給不少夫妻的性生活蒙上了陰影，嚴重者還會造成夫妻間性生活不和諧。

探索性交疼痛根源

性交疼痛發生部位分淺痛、深痛兩種。勃起的陰莖剛插入陰道產生的疼痛為淺痛。情欲高潮時，陰莖頂入陰道深部產生的疼痛為深痛。性交疼痛往往代表著一種嚴重的心理情感障礙，雖然性欲低下也會造成性交疼痛，但更多的還是疾病因素造成的。

1. 生殖器官和泌尿系統的各種疾病，或先天畸形等都可能引致。

2. 女性盆腔臟器炎症粘連、局部疤痕、宮頸炎、子宮內膜炎、卵巢的囊腫或腫瘤、陰道痙攣等都會產生性交疼痛。

3. 陰道潤滑不足造成的性交疼痛。主要有兩方面原因：一是性交前的準備不充分，即調情動作不夠；二是有焦慮、緊張情緒，思想不集中，以及工作、生活所帶來的抑鬱不快等。

4. 感情因素。有些女性的發病原因是因夫婦感情不和，對配偶的強烈反感，無法進入角色，激發不起性興奮，陰道潤滑作用差，乾澀的陰道加上心理上的厭惡，加劇了性交時的不適感。

5. 其他因素。如用抗組織胺藥物、萎縮性陰道炎、放射性陰道炎和糖尿病等，都可導致潤滑不夠，陰道乾澀，引起性交時疼痛。

6. 肛門直腸疾病。如肛門直腸感染性疾病，嚴重痔瘡，直腸陰道痛，疼痛常呈瀰漫性。

7. 子宮後傾，或伴有子宮肌瘤，月經前期，由於盆腔充血，會引起性交時的深部疼痛。

8. 子宮內膜異位。子宮內膜種植於子宮直腸陷凹和子宮骶骨韌帶，常致經前期性交疼痛，隨性交動作而深部疼痛。

遠離性交疼痛困擾

防患於未然

1. 克服恐懼心理。要認識到，性愛是人的正常需求，是夫妻間天經地義的行為。相愛雙方在肉體結合的同時，更可促進相互間靈魂的昇華，如此美好之事哪有半點恐懼的必要。

2. 樹立男女平等心理。心理不平等，是造成女性的性交疼痛和困難的原因之一。很多女性由於社會習俗、舊觀念的影響和壓力，而在性生活中有可能常常處於被動、消極的狀態中。所以應當提倡性行為中男女心理平等，即平等的性欲要求、平等的性欲表示方式、平等的主動權等。

3. 注重「前戲」。生活中的夫妻應當互敬互愛，成為平等的伴侶。房事前如妻子無「性」趣，丈夫不宜匆忙行事，更不能強迫為之。夫妻間的充分調情，對激發性欲十分重要，只有這樣，才能啟動性器官分泌黏液，潤滑陰戶，保證房事能順利進行。

4. 預防感染。感染或其他刺激會導致陰道分泌的液體減少，造成性交不適。前庭大腺更容易在外陰受污染、不潔的手淫、性交時引起炎症，甚至形成膿腫，一旦發炎，腺體可能被破壞，失去功能。

因此，應注意每日清洗外陰，勤換內褲，不用髒手摸外陰，注意經期衛生。尤其要注意性生活衛生，房事前要清洗陰莖和外陰。避免婚外情，防止性病染身。

5. 製造良好的環境。環境最能影響人的心理反應，環境是否合適，對於治療性行為障礙是必不可少的條件。一般應選擇面積較小的房間來作臥室，盡量安靜、少干擾，沒有雜訊，臥室中不凌亂，窗簾要能擋住強烈光線的射進。

中藥調理性交疼痛

　　1. 枸杞當歸方。枸杞子 30 克，當歸 15 克，白芍 30 克，阿膠 10 克。以上藥物煎汁沖雞蛋黃飲服。每日一劑。

　　2. 當歸川芎方。當歸 10 克，川芎 5 克，獨活 5 克，防風 6 克，荊芥 6 克，桂枝 3 克，茯苓 6 克，生地 18 克，丹皮 6 克，生甘草 3 克。以上藥物一起放入鍋中加水煎煮，去渣取汁。每日 1 劑，連服 7 ～ 10 日。

身體健康小叮嚀 ••

　　性交疼痛是由心理和生理兩個因素造成的，治療方法也不同。有時僅通過選擇不同品牌的保險套，或一種新的前戲技巧就可使痛苦減輕。其他一些情況則需要通過藥物治療。當性交疼痛產生的因素是心理多於生理時，則需要靠當事人或雙方共同來解決，因此大妻雙方一定要加強溝通，共同解決問題。

••

沒興趣，不想要

　　理想的性生活可使夫妻雙方感到幸福、歡樂，不和諧、不協調的性生活會給夫婦的一方或雙方造成痛苦。其中女性性冷感是較為多發的妨礙正常性生活的因素，其不僅會對夫妻生活產生影響，而且往往會對雙方感情造成陰影。

探索性冷感根源

　　女性性冷感，既是夫妻生活的一大障礙，也可能是某些疾病

的信號。引起女性性冷感的原因很多。醫學研究顯示，至少有五種疾病與女子性冷感有牽連。

1. 糖尿病。糖尿病引起性冷感，主要是併發症惹的禍。如糖尿病血管病變導致陰道分泌物減少，潤滑度降低，故性交時乾澀並有疼痛感；神經病變使陰道壁神經末梢敏感性削弱，很難激發起性高潮；糖尿病女性陰道及泌尿系統感染性疾病也比較多見，會給患者的性生活帶來消極影響。專家建議，對有性功能障礙的女性，應該做糖尿病的有關檢查。

2. 甲狀腺病。甲狀腺屬於內分泌器官，分泌甲狀腺激素，直接調控女性睪丸激素的分泌。甲狀腺功能減低時，甲狀腺激素分泌量減少，睪丸激素亦隨之減少，可引起性熱情下降。因此，女性性冷感，應及時到醫院檢查甲狀腺功能。

3. 陰蒂粘連。陰蒂是女性最靈敏的性感區。有的女性陰蒂外皮過長，將整個陰蒂都包住，稱為陰蒂粘連，導致陰蒂的頭部無法接受刺激而誘發性興奮。另外，陰蒂外皮過長，分泌物積聚於陰蒂外皮與陰蒂頭部之間，誘發炎症，也會削弱「性趣」。因此，發現不明原因的性欲低下，要及時到婦科檢查陰蒂，並進行合理治療。

4. 卵巢早衰。卵巢早衰是指女性卵巢過早失去了排卵功能，出現不同程度的潮熱多汗、陰道乾澀、性欲下降等類似更年期的症狀。

卵巢活檢的結果可以將此病分為兩類：卵泡耗竭型和卵泡數目正常型。造成卵泡耗竭的原因有：卵泡先天儲備少或半乳糖血症等遺傳病；卵泡遭受化療、放療、手術、環境毒素等生理化學因素的打擊與破壞；曾患病毒感染，如流行性腮腺炎等。卵泡數

目正常的早衰患者大多由於卵泡不發育，對促性腺激素敏感性減低，導致卵巢功能過早衰竭。對卵巢早衰，應及早接受專科醫生的正規治療。

5. 憂鬱症。據心理醫生統計，性冷感的女性患者潛在憂鬱症的比例最高可達 26%。因此，做有關憂鬱症的檢查，也是大有必要的。

遠離性冷感困擾
防患於未然

1. 學習性知識。要暸解男女性衝動和性興奮的不同。男性性衝動來得快，消退亦快；而女性則需醞釀相當長的時間才能逐漸達到較高水準，有的還不一定出現性高潮。為此，男方應該重視性行為前的「前奏活動」。

2. 增強夫妻之間的感情交流。不是所有的男人都本能的知道如何性交，如何取悅女方；也不是所有的女性都本能地樂於接受性交。實際上人的性不單指性交，還應該包含情欲與愛欲。愛是一切的基礎，有愛才會有動力，所以最主要的還是要有感情基礎。

3. 多吃具有補腎強欲功能的食物。如韭菜、胡蘿蔔、羊肉、河蝦、烏賊蛋、蜂土漿等具有補腎強欲功效的食物。

4. 改善性生活環境。創造一個溫馨、舒適、安寧的環境，對改善性冷感有幫助。

5. 學會調情。對於患有性冷感的女性，男性要體貼和溫柔，刺激女性敏感區，學會調情藝術。

食物調理性冷感

1. 涼拌羊肉。羊肉 200 克，蒜末、薑末、豆豉、蔥末、茴香、醬油各適量。羊肉去肥油，放入碗中上蒸鍋蒸熟，切片，加入調味料即可。

2. 蝦仁燉豆腐。鮮蝦 15 克，豆腐 3 塊，蔥白、薑末、食鹽各適量。蝦仁洗淨，豆腐切塊，與蝦仁一起放入鍋中加入蔥白、薑末和食鹽，燉熟食用即可。

3. 蝦肉炒韭菜。蝦肉 50 克，韭菜 250 克，食鹽、味精各適量。蝦肉用水泡軟，鍋中放油燒熱後，放入蝦肉炒香，下與洗淨切段的韭菜同炒，炒熟後加食鹽和味精即可食用。

4. 老鴨燉核桃。老雄鴨 1 只，冬蟲夏草 10 枚，核桃仁 30 克，食鹽、薑末、蔥末各適量。將鴨去毛及內臟，洗淨，放沙鍋內；入冬蟲夏草、核桃仁，加水燉煮。待鴨肉將熟時，再放鹽、蔥、薑調料少許，小火燉至熟爛。食肉飲湯，分 2 天內食完。

按摩改善性冷感

神闕按摩。仰臥位，兩腿分開與肩同寬，雙手掌按在神闕穴上，左右各旋轉 200 次。以深部自感微熱為度，每天 2 ～ 3 次。

身體健康小叮嚀 ••••••••••••••••••••••••••••••••••••

性冷感是女性的難言之隱，一般人都會採取保守的治療方法。這裡有一個簡單易行的治療性冷感的小技巧：在排尿、平臥硬板床甚至看電視、織毛衣時，屏氣收縮尿道、直腸和陰道括約肌 100 ～ 200 次，然後放鬆，即可使性肌逐漸強壯起來。

•••

是月經來了嗎

在非規律的月經時期陰道出血，而且出血症狀異常，如過多、過少、顏色淺淡或濃深、有異常氣味等，都不能視為正常的月經，這種現象屬於陰道出血。有些女性遇到這種情況非常驚慌，有些則掉以輕心，實際上，這兩種態度都不正確。

探索陰道出血根源

陰道出血，是婦科的常見症狀。血由陰道流出，出血部位可能在陰道、子宮頸或子宮，以後者最多。出血量不等，少的僅僅為點滴狀，多的則可能危及生命。產後惡露的排出等屬於正常的生理性陰道出血，不會危害身體健康。病理性的陰道出血則不同，很可能是身體疾病的一種表現。

通常導致陰道出血的疾病主要可見於以下幾種：

1. 子宮頸糜爛。子宮頸腺體分枝複雜，一旦感染就不易徹底清除，患病後歷程時間較長。其主要症狀是白帶增多，白帶呈黏稠狀或膿樣，也有蛋清樣。少數患者白帶見血或有少量陰道出血，有的也有接觸性出血。

2. 子宮頸息肉。主要因慢性炎症，如頸管黏膜局部增生引起，發生息肉的直徑多在 1 公分以內。極小的子宮頸息肉常無自覺症狀，大多在婦科檢查時才被發現。息肉較大者，常出現血性白帶或接觸性出血，尤其是在性生活或排便用力後發生少量出血。

3. 由盆腔、陰道炎症誘發。如子宮頸糜爛可導致性交出血；有子宮頸息肉的人用力排便後，也可出現陰道出血。幼兒陰道炎

也會有少量陰道出血。老年性陰道炎患者多是白帶帶血，並伴隨外陰癢痛。

4. 陰道腫瘤。陰道壁腫瘤，如陰道癌，但一般出血量不多。

5. 子宮病變。急性子宮內膜炎由於子宮內膜充血、水腫，重者月經量過多，或陰道出血淋漓不止。慢性子宮內膜炎患者經量增多或經期延長，或陰道不規則出血。另外，子宮內膜結核也會引起陰道不規則出血。

6. 功能失調性子宮出血。發生在青春期前後、生育年齡，以及更年期前後。表現為月經週期、經期均會出現異常，出血可以時多時少、時有時無，甚至淋漓不止。

7. 宮腔異物。如剖腹產後胎膜殘留，由於影響了子宮內膜的收縮及修復而導致出血。宮內節育器機械性壓迫，可使子宮內膜發生局部損傷、壞死及表淺的潰瘍導致出血。子宮內膜異位症、子宮肌腺病也有可能出血。

8. 血液疾病。如血小板減少性紫斑病、再生不良性貧血、白血病、缺鐵性貧血等，也會造成生殖器出血，這時除了生殖器出血以外，也會有倦怠、發熱、貧血等全身性症狀，所以應該要接受血液檢查，以治療造成出血的疾病。

遠離陰道出血困擾
防患於未然

1. 積極治療致病的原因，如陰道損傷、盆腔炎、子宮出血等，減少病原菌的生長繁殖。

2. 適當的服用維生素 C 和維生素 E，可以抵抗卵巢癌的侵襲。研究表明，如果每天服用 90 毫克的維生素 C 和 30 毫克的

維生素 E，患卵巢癌的機率會減少一半。

3. 在經期及產後嚴禁房事，保持外陰和陰道清潔，心情舒暢，情緒穩定，盡量減輕來自工作、學習、生活中的各種競爭壓力，切忌憂思煩怒，學會自我調整。

4. 經期注意保暖，避免受寒、淋雨、飲用生水，勞逸適度，飲食富於營養，合理搭配，宜清淡，易消化，忌食辛辣生冷刺激性食物，保持正氣充足，氣血順暢，身體健康。

食物調理陰道出血

1. 山藥蓮子粥。山藥 50 克，蓮子 30 克，三七末 6 克，紅棗 20 枚，小米 100 克。將山藥、蓮子搗碎，與三七末、紅棗、小米共放鍋內，加水適量，慢火煮粥。代早餐食。

2. 熟地燉雞蛋。熟地黃、枸杞子各 30 克，仙鶴草 20 克，雞蛋 3 個。將上 3 味藥水煎 50 分鐘，然後打入雞蛋煮熟即成。吃蛋喝湯，每晚 1 次。

3. 雙草方。鮮白茅根 100 克，龍膽草 10 克。水煎 30 分鐘，過濾取汁，再加入赤小豆慢火煮至豆熟成粥，加白糖適量服食。每日 1 次。

身體健康小叮嚀

在非月經期，陰道少量出血，要注意女性的精神狀況，數數脈搏快不快，並讓其臥床休息。面色蒼白、出虛汗者，應把頭部放低，腳抬高一些，喝點淡鹽水，注意保暖，但不宜過熱。適當吃些鎮靜藥或同時服止血藥，待病情穩定再去醫院。也可把冷水袋或冰袋放在下腹部，冷敷止血。噁心時，應把臉偏向一側，防止窒息。

白帶又出異常了

白帶是許多婦科疾病的信號。白帶異常，通常是生殖道炎症的表現。因此，女性朋友若想及時瞭解自己的健康狀況，須學會分辨自己的白帶情況是否正常。

探索白帶異常根源

在正常情況下，陰道和外陰經常有少量分泌物以保持濕潤，稱之為白帶。白帶是由陰道黏膜滲出物、宮頸腺體及子宮內膜分泌物組成，且含陰道上皮脫落細胞、白細胞。正常白帶呈白色、無氣味，其量、質與身體生理狀況變化有關。如分泌量增多或性狀異常，則稱為病理性白帶、白帶異常。

白帶異常可能是以下疾病造成的：

1. 黴菌性陰道炎。患黴菌性陰道炎時，白帶色黃或白，多數質地黏稠，有時也會質地稀薄，典型的白帶呈豆腐渣樣或乳凝塊狀；黴菌性外陰炎的臨床症狀為搔癢、灼熱感及小便痛，許多婦女主訴性交疼痛。

外陰周圍常發紅、水腫。表皮的變化多種多樣：可發生很淺的水皰丘疹，成群出現；亦可形成濕疹狀糜爛，局限於外陰或向周圍擴展至會陰、肛門周圍及股生殖皺襞，直至大腿內側，外表完全類似急性或亞急性濕疹，陰唇之間及陰蒂附近黏膜增厚，互相接觸的皮膚表面潮紅糜爛；個別可引起微小的白色膿皰，嚴重時發生潰瘍，患處疼痛，局部淋巴結發炎。

2. 滴蟲性陰道炎。滴蟲性陰道炎的白帶為稀膿樣，色黃，有泡沫，或如米泔水樣，色灰白，白帶味臭。滴蟲性外陰炎常繼發

於滴蟲性陰道炎。陰道有多量黃綠色或灰色泡沫分泌物流出，有腥臭味，有時混有少許血液或為膿性，分泌物刺激外陰而有癢感。

3. 子宮頸糜爛。子宮頸糜爛時白帶一般色黃，質黏如膿涕，多無味。主要症狀為白帶增多，常呈膿性。會有下腹及腰骶部墜痛及膀胱刺激症狀；糜爛面較重的病人會伴不同程度淡血性分泌物。

4. 淋病。淋病的白帶則為黃膿樣。淋病是由淋病奈瑟菌（淋菌）感染引起的泌尿生殖道化膿性炎症，主要發生在尿道和子宮頸黏膜，也可累及眼、咽、直腸和盆腔。

遠離白帶異常困擾

防患於未然

1. 定期檢查。即使沒任何不適也該定期檢查，最好每年至少一次全面婦檢。

2. 及時就醫。如果出現任何情況的白帶增多或其他不適，立即去醫院診治。

3. 增強免疫力。多運動，睡眠充足，飲食合理，多進食富含維生素的食品。

4. 心理調節。經常找一些讓自己開心的事做，保持恬靜的心理狀態，避免過於激動，發怒急躁。

5. 加強個人衛生。選擇棉質、柔軟、透氣的內褲，勤洗勤換，每天清潔陰部，最好選擇淋浴的方法用清水清潔，而不要隨意選用陰部清洗用品。

食物調理白帶異常

1. 三仁湯。白果仁 10 個，薏苡仁 50 克，冬瓜仁 50 克。以上材料一起放入鍋中加水熬煮，熟後取湯半碗飲用即可。

2. 藕汁雞冠花湯。藕汁半碗，雞冠花 30 克，紅糖少許。將藕汁和雞冠花一起放入鍋中，用文火煎煮，20 分鐘後加入少許紅糖。每日食用 2 次。

3. 魚鰾燉豬蹄。魚鰾 20 克，豬蹄 1 只，食鹽、味精、料酒各適量。魚鰾和豬蹄分別洗淨，一起放入沙鍋內，加適量的水，慢火燉爛，放入食鹽、味精和料酒食用即可。每日 1 次。

4. 雞肉白果煎。雞肉 200 克，白果 10 克，黨參 30 克，白術 10 克，淮山 30 克，茯苓 15 克，黃芪 30 克。雞肉切成小塊，與其他材料一起放入鍋中，加入適量清水先用大火燒沸，再用小火燉煮熟爛，去藥渣。飲湯食肉。

5. 扁豆止帶煎。白扁豆 30 克，淮山 30 克，紅糖適量。白扁豆用米泔水浸透去皮，同洗淨去皮切塊的淮山共煮至熟，加適量紅糖。每日服 2 次。

身體健康小叮嚀 ···

如在月經期間不注意個人衛生，或便後衛生不當，也容易將病原體帶入陰道內引起婦科疾病，導致白帶異常。另外，在公共場所使用公共毛巾、浴巾、床單、坐式馬桶也可以引起病菌的傳染。因此，女性一定要加強私密部的清潔衛生，避免異常現象的產生。

···

到了日子還不來

　　很多女性年紀不大，皮膚卻已經明顯出現色斑、鬆弛、晦暗無光、毛孔粗大、粗糙、痤瘡不斷等現象，並且內分泌紊亂，往往已經到了每個月的那幾天，熟悉的「老朋友」卻還是沒有如約而至，這種現象便叫做月經不調。

探索月經不調根源

　　月經不調主要是指多種原因引起的月經改變。如月經週期長短異常、月經量異常、月經前後伴隨著一些異常的症狀，這些現象統稱叫做月經不調。

　　月經不調可能由以下原因引起，女性應從各個角度引起重視：

　　1. 壓力引發月經不調。正值生育年齡的女性，如果長期處於壓力下，腦下垂體的功能就會受到抑制，促使卵巢不再分泌女性荷爾蒙及不排卵，月經就會開始紊亂。同樣，長期的心情壓抑、生悶氣或情緒不佳，也會造成月經不調。

　　2. 貪涼引起月經不調。女性經期受寒，會使盆腔內的血管收縮，導致卵巢功能紊亂，會引起月經量過少，甚至閉經。

　　3. 便秘可能會引起女性月經紊亂。直腸內大便過度充盈後，子宮頸會被向前推移，子宮體則向後傾斜。如果長時間反覆發生子宮後傾，闊韌帶內的靜脈就會受壓而不暢通，子宮壁會發生充血，並失去彈性，就會發生腰痛、月經紊亂的症狀。

　　4. 吸煙。煙草中的尼古丁會降低性激素的分泌量，從而干擾與月經有關的生理過程，引起月經不調。每天吸煙1包以上的女

性，月經不調者是不吸煙婦女的 3 倍。

遠離月經不調困擾

防患於未然

1. 女性由於特殊的生理特徵，在生活與起居、勞作方面必須要合理安排，要有一定的規律。

2. 不宜過食生冷，不宜久居寒濕之地，不宜過勞或過逸等，尤其是經期時更需要避免寒冷刺激，淋雨涉水，劇烈運動和過度精神刺激等。

3. 經期應注意保暖，忌寒、涼、生冷刺激，防止寒邪侵襲；注意休息，減少疲勞，加強營養，增強體質；應盡量控制劇烈的情緒波動，避免強烈的精神刺激，保持心情愉快；並且經期時絕對禁止性生活。

4. 一些屬性偏涼的食物，例如冰品、冬瓜、茄子、絲瓜、黃瓜、蟹、田螺、海帶、竹筍、橘子、梨子、柚子、西瓜等，及酸澀的食物，如酸梅、未成熟味酸之水果，或是一些辛熱食品，如油炸物、辣椒、胡椒、芥末等，都應該避免在經期內食用，以免造成血液不流暢的狀況。

5. 經期內應多吃蔥白、木耳、花生、核桃、大棗、桂圓等。一旦在經期內不小心或忍不住吃了冰冷的食物，可以多喝紅糖生薑水，來平衡體內血液循環，促使血液流暢。

食物調理月經不調

1. 木耳紅糖水。黑木耳 100 克，紅糖適量。黑木耳烘乾後研成細末，用紅糖水送服。每次 6 克，每日 2 次。

2. 薑燉羊肉。羊肉 100 克，生薑 30 克，食鹽少許。羊肉切

片，生薑切塊，將二者一起放入鍋中加入適量清水燉煮，煮熟以後加入食鹽。吃肉喝湯即可。

3. 當歸雞蛋。當歸 10 克，雞蛋 2 個，紅糖 50 克。將當歸放入適量的水中煮開，水開後打入雞蛋，蛋熟後加入紅糖。吃蛋喝湯。

身體健康小叮嚀 ·········

壓力也是導致月經不調的原因之一。要想緩解精神壓力，可從事一些全身運動，如游泳、跑步、散步等，每週進行一至二次，每次 30 分鐘，就能明顯改善心情狀態，放鬆精神，緩解壓力。

另外，多食用一些有減壓作用的菜肴，如香蕉、土豆、蝦、巧克力、火腿、玉米、番茄等，對於緩解壓力也大有好處。

·········

噴薄而出，可是好疼

射精是性生活中男方的高潮階段，其過程是由副性器官、會陰部肌群與陰莖體一起有節律地收縮而協同完成的。正常情況下，射精的動作伴有愉快的感覺，並不會發生射精痛。射精疼痛是指男性在性交時感到不適，主要表現在射精的一瞬間出現疼痛。

探索射精疼痛根源

有的男子在射精時，陰莖、尿道、會陰或下腹部會發生疼痛。這種射精疼痛是男性患了某些疾病所表現出來的症狀，若不

及時治療，會導致男子性冷感而影響性生活的和諧。

其主要原因有如下幾種：

1. 炎症。尿道炎、膀胱炎、前列腺炎等男性下尿路感染是導致射精疼痛的最常見原因。因為射精時，肌肉收縮對炎症病灶是一種機械刺激，可引起疼痛。其它像是精囊炎等同樣也會造成射精疼痛。

2. 結石。男性尿路結石也是射精疼痛的常見原因。因為結石是一種硬性異物，射精時局部軟組織收縮和蠕動，擠壓結石而產生疼痛。結石嚴重者可繼發感染使疼痛加劇。

3. 腫瘤。精囊、輸精管、前列腺或後尿道等處的腫瘤，阻塞射精通道，射精時因刺激也可引起疼痛。

4. 女性分泌物的影響。女性白帶過多，患有陰道滴蟲、真菌性陰道炎，使陰道酸度改變，男性陰莖皮膚受刺激，產生濕疹與皮炎都會招致疼痛。

5. 其他原因。嚴重包莖，可能隨著尿道收縮引起射精疼痛；陰莖硬結症，可能在陰莖勃起時誘發疼痛，使射精的疼痛加劇；尿道狹窄，精液排出不暢而導致射精疼痛。此外，性生活過頻會導致輸精管、精囊以及尿道器官無菌性炎症，使這些器官充血、水腫，當射精時這些器官的肌肉收縮即導致疼痛。

遠離射精疼痛困擾

防患於未然

1. 平時要注意，避免性愛動作過度強烈。

2. 一旦發現自己有某種炎症，一定要及早治療。

3. 少吸煙，飲酒適量，不要過多進食辛辣刺激性食物。

4. 避免不潔的性行為，養成良好的生活習慣。

中藥調理射精疼痛

1. 雙草湯。車前草 100 克，竹葉心、生甘草各 10 克，白糖適量。將所有藥物一起放入鍋中加水煎煮，去渣取汁後代茶飲用。每日 1 劑。

2. 綠豆芽湯。鮮綠豆芽 500 克，白糖適量。綠豆芽洗淨，放入榨汁機中榨取汁液，倒入杯中後加白糖適量，代茶頻頻飲用，不拘量。

3. 甘蔗鮮藕汁。鮮甘蔗 500 克，去皮切碎，榨汁；嫩藕 500 克，去節切碎，取汁與蔗汁混合。每日 3 次飲完。

身體健康小叮嚀 ●●●●●●●●●●●●●●●●●●●●●

如果有射精後疼痛的症狀，首先要考慮是否性生活過度。如果性生活過於頻繁引起射精疼，就應該適當減少性生活次數，讓性器官保持充分休息；由於性生活動作強烈、粗暴引起的射精痛，應該減輕抽動的幅度和強度；如果是因某種疾病引起的，一定要及時就醫。

●●●●●●●●●●●●●●●●●●●●●●●●●●●●●●●●●●●●●●●

性功能障礙—早洩

早洩，會給夫妻間的性生活帶來很大煩惱，由於性愛時間短暫，雙方還沒有進入狀態就匆匆結束，所以難以獲得性的滿足。如果早洩持續較久，甚至會導致家庭破裂，因此一定要對此引起必要的重視。

探索早洩根源

早洩，是男性常見的性功能障礙之一，指性愛活動的時間很短即射精。有的根本不能完成性生活，有的陰莖還未與女性接觸，或剛接觸女性外陰或陰道口，或陰莖剛進入陰道內，即發生射精，排精後陰莖隨之疲軟，不能維持正常的性生活。

1. 精神因素。這種早洩也可以稱為心理性早洩，引發男性早洩的精神因素包括很多方面。要注意的是，男性這種對性生活的緊張情緒會一直延續，並不會由於性生活環境的變化而馬上產生變化，同時長期的性生活失敗又會出現反作用，造成患者心理上的惡性循環。

2. 器質性病變。很多男性疾病都會使男性的射精中樞興奮度降低，也就是更容易發生射精，比如尿道炎、精囊炎、前列腺炎等炎症。外生殖器先天畸形、包莖、龜頭或包皮的炎症、尿道炎、陰莖炎、多發性硬化、脊髓腫瘤、腦血管意外、慢性前列腺炎等都可反射性地影響脊髓中樞，引起早洩。某些全身性疾病，導致體質衰弱，也會使性功能失調，出現早洩。

遠離早洩困擾

防患於未然

1. 建立美滿、健康、和諧的家庭環境。夫妻之間應相互體貼、配合，一旦出現早洩不可相互責備、埋怨，應找出原因，共同配合治療。

2. 增強婚前性教育。瞭解和掌握正常的性交方法和性反應過程，不宜過度節制性生活，性生活次數太少，不利於雄激素的釋放。

3. 生活要有規律，多運動。如打太極拳、散步、氣功等均有益於自我心身健康和精神調節。

4. 戒除煙酒，避免辛辣刺激。多吃海鮮、豆製品、魚蝦等食物，加強營養。

食物調理早洩

1. 豬腎燉桃仁。豬腎 1 對，核桃仁 10 克，山萸肉 9 克，補骨脂 8 克。將豬腎剖開，將核桃仁、山萸肉和補骨脂放入腎中，縫好切口，下到鍋中加水煮熟，調入食鹽食用即可。

2. 羊肉燉山藥。羊肉 150 克，山藥 120 克，肉蓯蓉 100 克，菟絲子 150 克，核桃仁 150 克，蔥白 10 根，粳米 30 克，食鹽少許。羊肉洗淨切成碎末，山藥洗淨去皮切丁，將所有材料一起放入鍋中加水煮熟，調入食鹽即可。

3. 羊腎燉枸杞。羊腎 1 對，肉蓯蓉 12 克，枸杞 10 克，巴戟 8 克，熟地 10 克。羊腎洗淨切塊，與其他材料一起放入鍋中加水燉煮，熟後棄藥渣，食肉飲湯。

為什麼總是這麼「衝動」

性欲亢奮，是指主要表現出頻繁而強烈迫切的性需求，每天可能有數次，不達目的時往往會哭罵吵鬧，搞得家無寧日，使得性伴侶精疲力竭、精神負擔極重，是一個不可忽視的精神及生理異常情況。

探索性欲亢奮根源

導致性欲亢奮的原因如下：

1. 精神、心理性因素。受某些性文化的影響，尤其是色情小說、A 片、色情服務等的影響，過度刺激導致患者性欲失常而長期地處於亢奮狀態；存在精神疾病或認知障礙，如躁鬱症、精神分裂症。

2. 器質、生理性因素。多繼發於各類疾病引起的神經內分泌失調，如垂體腫瘤、顱內腫瘤等。

3. 藥物、食物因素。如直接使用促性腺激素類、睪酮類藥物，長期服用導致體內此類激素濃度升高、代謝下降的藥物、食物，均會使性欲亢奮。

4. 中醫認為本病多因色欲過度，七情內傷，心舒腎虛損，相火妄動所致。

遠離性欲亢奮困擾

防患於未然

1. 增加文娛活動，不看 A 片、黃色小說，常使情志調暢，精神內守，保持氣血和順。

2. 忌食補腎壯陽之品，以免倍力行房，導致陰虛陽亢。

3. 忌食酒及辛辣刺激性食物。忌食促動性欲的食品和藥物，如酒、羊肉、鹿肉、人參、鹿茸、胎盤等。菜肴以蔬菜為主。多食冬瓜、菱角、黃瓜、百合等有清火降欲、利濕安神功效的蔬菜。

身體健康小叮嚀 ···

發生性欲亢奮者，要對疾病有正確認識，積極配合治療。要加強自我意志的控制，理解性伴侶的處境，可以暫時分居及盡量減少性的資訊

的刺激，培養其他有益身心的興趣，多參加戶外活動及體育運動，把注意力集中到工作和學習上。

··

男人居然也會流血

　　正常的精液呈乳白色、灰白色或淡黃色，出現血精後便會呈現粉紅色、棕紅色，細微觀察可發現其中帶有血絲。有些男性遇到血精現象後，往往十分恐懼，認為血液和精液一起排出，體內一定患有嚴重的疾病。其實，這應該視具體情況分別對待。

探索血精根源

　　男性排出體外的精液中帶血，叫做血精。對於血精不能掉以輕心，最好找專科醫生進行檢查。

　　1. 精囊腺炎。在人體的後尿道處，前列腺的後方，生長著一對呈管狀的腺體組織，叫做精囊。精囊通過射精管與後尿道相通。由於精囊腺的囊壁菲薄，一旦發炎充血，或者出現結石等病變，布滿血管的囊壁就容易出血。精囊出血使其分泌液染上血跡，當隨著精液排出體外時，就發生了血精。

　　2. 慢性前列腺炎。其機理與精囊炎相似。由於前列腺液是精液的重要組成部分，前列腺因炎症充血滲出；頻繁房事引起毛細血管破裂；伴隨射精前列腺液排出時的強力收縮及鬆弛，都可以引起前列腺液帶血，進而精液中也沾染上血跡。

　　3. 其他病因。結核、精囊腺囊腫、精囊腺腫瘤、前列腺癌、前列腺增生、外傷、尿路梗阻、前列腺肥大等，都可以引起血

精。

遠離血精困擾

防患於未然

1. 經常清洗外陰，注意房事衛生，保持生殖泌尿道清潔，及早診治前列腺炎、尿道炎等疾病，以便清除感染源。

2. 平時應保持平穩、愉快的心情，飲食宜清淡，忌辛辣厚味，有煙酒嗜好的一定要戒掉。減少性交次數，避免手淫過度。

3. 一旦患病應積極治療。治療期間，應減少性刺激和避免性生活，同時可參加慢跑、散步等適度的體育運動。

食物調理血精

1. 鮮藕粳米粥。鮮藕 50 克，粳米 50 克，白糖適量。鮮藕與粳米共煮成粥。放白糖適量調服。可以清熱涼血，生津止渴。

2. 蓮子大米粥。蓮子、大米各 50 克，白糖適量。蓮子去心，同大米煮粥，粥熟加白糖調味服食。可補益心脾。

3. 羊肉山藥粥。羊肉、山藥各 500 克，大米 250 克。羊肉煮熟作羹，山藥研泥，肉湯內下米，共煮成粥食之。

身體健康小叮嚀 •••••••••••••••••••••••••••••••••••

1. 發現血精時，要禁忌性行為，待血精消失後，仍要休息 1 ～ 2 周，恢復後的性行為也不宜過於頻繁和過度激烈。

2. 熱水坐浴，每天 1 次，每次 15 ～ 20 分鐘，水溫 41 ～ 42℃，30 天為一療程，休息 10 天後再進行下一療程，有顯著效果。

•••

性功能障礙─陽痿

陽痿，更精確的名稱應為「男性勃起功能障礙」或「男性勃起功能失調」。陽痿應與早洩區別。陽痿的主要表現為男性長期的或反復、經常存在的陰莖勃起困難，以致陰莖不能充分勃起，難以完成男女雙方間的性行為。

探索陽痿根源

陽痿多數屬功能性的，少數屬器質性，常見的原因有以下幾方面：

1. 精神神經因素。如幼年時期性心理受到創傷，或新婚缺乏性知識，有緊張和焦慮的心理，或夫妻感情不和，家庭關係不融洽；或不良習慣，如自慰用力過度，因此而使陰莖的敏感度降低等；腦力或體力使用過度，或不良精神刺激，如過度抑鬱、悲傷、恐懼等，或恣情縱欲，性生活過度等引起大腦皮層功能紊亂而出現陽痿。

2. 神經系統病變。下丘腦 - 垂體腫瘤或其他部位腫瘤，大腦局部性損害，如局限性癲癇、腦炎、腦出血壓迫等，脊髓損傷、脊髓腫瘤，慢性酒精中毒，多發性硬化症，盆腔手術損傷周圍自主神經等會發生陽痿。

3. 內分泌病變。如糖尿病，垂體機能不全，睪丸損傷或功能低下，或甲狀腺機能減退及亢奮，腎上腺功能不足等均可導致陽痿。

4. 泌尿生殖器官病變。如前列腺炎、前列腺增生、精索靜脈曲張等常可導致陽痿。部分中老年患者就是由於前列腺炎和前列

腺增生而引起陽痿。

5. 慢性疲勞。肌肉過度疲勞或因過度用腦、憂鬱不安、緊張等所致的心因性疲勞干擾性欲的喚起，其中包括大腦功能降低抑制了性興趣、皮層邊緣系統情感中樞興奮性降低，以及垂體的促性腺激素和睪丸的雄激素分泌減少而降低性興奮。

遠離陽痿困擾

防患於未然

1. 要正確對待「性欲」。不能把夫妻間的性行為看做是見不得人的事而厭惡和恐懼；不要因為一兩次失敗而沮喪擔憂，缺乏信心。

2. 夫妻雙方要增加感情交流，消除不和諧因素，默契配合。女方應關懷、愛撫、鼓勵丈夫。盡量避免不滿情緒流露，避免給丈夫造成精神壓力。

3. 節房事。長期房事過度，沉浸於色情，自慰用力過度導致精神疲乏，是導致陽痿的原因之一。

4. 提高身體素質。身體虛弱，過度疲勞，睡眠不足，緊張持久的腦力勞動，都是發病因素。

5. 應當多多運動，增強體質，並且注意休息，防止過勞。

6. 壯陽食物主要有羊肉、核桃、牛鞭、羊腎等；動物內臟因為含有大量的性激素和腎上腺皮質激素，能增強精子活力，提高性欲，也屬壯陽之品。

7. 含鋅食物如牛肉、雞肝、蛋、花生米、豬肉、雞肉等，含精氨酸食物如山藥、銀杏、凍豆腐、鱔魚、海參、墨魚、章魚等，都有助於提高性功能。

食物調理陽痿

1. 仙茅煲大蝦。仙茅 50 克，河蝦仁 50 克。仙茅洗淨，切碎；河蝦仁洗淨。同置鍋中，加黃酒、蔥、薑，急火煮開 3 分鐘，改文火煲 1 小時。分次食用。

2. 豬腰炒韭黃。豬腰子 1 只，韭菜黃 50 克。豬腰子洗淨，剖開，切成小片，開水浸泡 1 小時，去浮沫；韭菜黃洗淨、切段。起油鍋，同炒，加黃酒、食鹽、味精，調味後食用。

3. 泥鰍酸棗仁湯。泥鰍 50 克，酸棗仁 50 克。泥鰍活殺，去內臟，洗淨，切段；酸棗仁洗淨。同置鍋中，加清水 500 毫升，加薑、蔥、黃酒，急火煮開 3 分鐘，去浮沫，改文火煮 15 分鐘。分次食用。

4. 肥羊肉湯。肥羊肉 200 克。肥羊肉洗淨，切小塊，開水浸泡 1 小時，去浮沫；置鍋中，加清水 500 毫升，加黃酒、蔥、薑、食鹽、味精等，急火煮開 3 分鐘，改文火煮 30 分鐘。分次食用。

5. 龍眼肉米粥。龍眼肉 50 克，粳米 50 克。龍眼肉去核，洗淨，撕碎，置鍋中，加清水 700 毫升，加粳米，急火煮開 5 分鐘，改文火煮 30 分鐘，成粥。趁熱分次食用。

身體健康小叮嚀 ••••••••••••••••••••••••••••••••

有助於「壯陽」的運動很多，打球、散步、游泳、健身等都不錯。持續運動有助於增強體質，改善陽痿。

••

不分場合，好尷尬

勃起異常，是指男性在無性欲和性刺激的情況下，突然發生持久性陰莖勃起，增粗變硬，並伴有陰莖根部疼痛，而龜頭無痛感。勃起時間可能持續數小時、數天或數周，有時能射精，但射精後仍然勃起而不萎軟。

如果不及時治療，可能造成海綿體纖維化，引起永久性陽痿，亦能造成陰莖組織部分壞死。勃起異常除了會危害生理健康外，有時還會給人在公共場合造成尷尬，對男性的日常生活形成不良影響。

探索勃起異常根源

陰莖勃起，是男性的一種生理本能，受生理或心理雙重因素的影響。從一兩歲的小孩到年邁的老人，都會出現程度不同的陰莖勃起現象，在生理或心理因素解除後，陰莖會恢復常態。

凡身體健康的男性，性欲旺盛，勃起後性愛時間較長，但隨著性欲高潮的出現、排精之後即變萎軟，均為正常生理現象。如果出現持續或嚴重的勃起異常現象，則往往說明了存在某些疾病或異常現象。導致勃起異常的疾病如下：

1. 陰莖局部病變。包莖、淋病、尿道結石、局部或盆腔腫瘤、陰莖外傷、局部刺激或靜脈血流受阻等，由於局部反射性刺激，都會引起陰莖勃起異常。

2. 尿道疾病。如前列腺炎，由於炎症造成前列腺靜脈叢栓塞，妨礙深靜脈的回流，導致陰莖堅挺不衰。

3. 血液病。如慢性粒細胞白血病、地中海貧血、紅細胞增多

症、血小板減少症、鐮狀細胞貧血，引起陰莖海綿體血液沉積，輸出靜脈血液回流受阻。

4.神經系統病變。腦血管病變、脊髓腫瘤、炎症、外傷等中樞神經系統病變，刺激脊髓中樞過度興奮，或直接刺激陰莖背神經。

5.藥物。一些治療精神病的藥物、抗高血壓藥物等，也是引起陰莖異常勃起的因素。

遠離勃起異常困擾

防患於未然

1.保持樂觀豁達的心境，善於調節控制不良情緒。

2.節制房事，避免強烈的性刺激。

3.少吃肥甘厚味，少飲酒，多吃粗糧、蘿蔔、青菜。

4.不要濫用各種滋腎壯陽的補品。

身體健康小叮嚀 ••••••••••••••••••••••••••••••••••••

增加飲水，養成規律的排尿習慣。經常排尿能夠從尿道沖走細菌，避免尿道感染，從而減少陰莖發生疾病的可能。為了同樣理由，最好在性交前後也進行排尿。

••

夜尿，睡都睡不好

小林最近在深夜經常三番五次地被尿憋醒，從而不得不睡眼惺忪、滿腹怨氣地急急忙忙跑向廁所。幾天下來，小林就變成了

大熊貓，在工作時間裡也是哈欠連天，工作效率明顯下降。小林非常苦惱，長此以往這可如何是好？

探索尿頻根源

夜尿次數或尿量增多，切莫大意，因為這是發生某些疾病的早期信號，應及時就醫。不要認為夜尿增多也不痛不癢，能吃能睡，沒有多大問題。還是做到有病早治，無病早防為好。

引起尿頻的疾病如下：

1. 飲食性多尿。如尿頻同時每次尿量多，而無其他表現時，首先要注意是否喝水太多，尤其是喜歡糖水的小兒多發生。

2. 泌尿道炎症。如尿頻、尿急、尿痛或伴發熱，應考慮膀胱炎、腎盂腎炎等。尿檢，顯微鏡下可查到膿細胞或大量白血球，嚴重時伴有全身敗血症症狀。

3. 更年期尿頻。尿頻是更年期以後婦女的常見症狀，有時候是精神與心理因素所引起。尿頻嚴重到一定程度就會變成「尿緊急」，病人一有尿意就必須趕緊上廁所，否則尿液就會自動流出，成了尿急尿失禁。

4. 前列腺增生。前列腺增生肥大是臨床中常見的疾病，中老年男性中呈高發趨勢。在中年時期，前列腺的分泌功能不斷下降，引起前列腺的增生肥大，壓迫後尿道，造成夜尿頻多、尿急、尿滴瀝不盡、性功能下降等一系列問題。

5. 尿道炎。尿道炎在現代男性中呈高發趨勢。病原體侵入尿道黏膜後，不斷繁殖、破壞鄰近正常組織結構引起前列腺炎、精囊炎，可導致尿頻、尿急、尿痛、滴白、紅腫、尿道刺痛、尿道灼痛、血尿、排尿困難等症狀出現。

遠離尿頻困擾

防患於未然

1. 要注意陰部的清潔。不論男女都要每日清洗外陰部，不讓污垢積聚，免得細菌從尿道口侵入。

2. 要及時治療體內感染的各種疾病。如感冒、鼻竇炎、皮膚癤腫等。身體有了感染病灶，應及時治癒，不讓其中的細菌有機會播散到泌尿系統。

3. 持續運動。如跑步、做體操、氣功等，讓血脈活絡，增加泌尿系統血液循環，增強禦病能力。

食物調理尿頻

1. 蠶蛹燉白果。蠶蛹、核桃仁各 25 克，芡實、黨參各 15 克，白果（銀杏）5 枚，生薑 1 片，食鹽、白糖各適量。以上材料一起放入鍋中，加水燉煮，熟後加入少許食鹽和白糖即可服用。

2. 烏雞燉山藥。烏雞 1/4 只，淮山藥 15 克，巴戟天 10 克，杜仲 15 克。烏雞除去皮脂，巴戟天和杜仲分別用鹽水炒好，與淮山藥和烏雞一起放入鍋中加入適量清水，煲湯服食。

身體健康小叮嚀 ●●●●●●●●●●●●●●●●●●●●●●●●●●●

試試下面的健身法，對增強腎臟功能、改善尿頻大有好處。具體方法為；站立，兩腳分開與肩同寬，全身自然放鬆，兩手自然下垂。

然後以肩為支點，手掌為力點，兩手掌心向後，手腕用力向後甩，前虛後實，向前不超過腳面。每甩一次，腳趾同時用力在地上抓一下，大小腿肌肉用力縮，肛門也用力提縮一下。要求呼吸輕、緩、勻、長，

腹部起落應自然、輕柔，勿故意用力。甩手次數逐步增加到500～

1000次為宜。

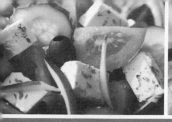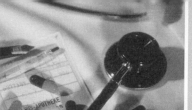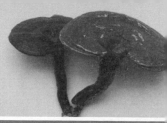

皮膚

渾身發癢，坐如針氈

　　最近感覺皮膚越來越乾燥粗糙的同時，還經常覺得皮膚搔癢。而且一個部位癢起來，就能牽一髮動全身，全身上下馬上跟著癢起來，讓人如坐針氈。工作也無法繼續專心致志的進行下去，整個注意力都被肌膚的搔癢吸引過去，腦子裡只想著如何痛快的解癢，如何讓自己安定下來。

探索皮膚搔癢根源

　　搔癢，一般認為是由皮膚疾患引起的。最常見的是老年性冬季搔癢症，原因為老年因性腺和內分泌功能減退，皮脂腺和汗腺萎縮，使皮膚過於乾燥，皺縮的皮膚內分布的神經末梢感受器老化蛻變，向神經中樞發出異樣的刺激信號。

　　另有一些皮膚搔癢，是特別明顯的、持續性或復發性搔癢，卻無任何先行或同時併發的皮疹，則大都是多種疾患的信號，應及時前往醫院就診，早做治療，以免釀成大病。

　　1.消化系統疾病。常見的肝膽疾病，包括阻塞性黃疸，溶血性黃疸等，因血清和皮膚中膽鹽濃度升高，刺激神經末梢而引起全身性皮膚搔癢。孕婦因懷孕時內分泌紊亂會導致「妊娠性搔

癢」，原因為懷孕時雌激素和孕激素升高。此搔癢產後會自動消失。

2. 內分泌系統疾病。甲狀腺亢進和甲狀腺機能衰退的病人，大約會有 19% 發生皮膚搔癢。但兩者有區別，甲狀腺亢進的搔癢出現較早，因甲狀腺亢進者皮膚較潮濕，故夏季大多加重；而甲狀腺機能衰退的搔癢出現較遲，且發展緩慢，皮膚更加乾燥粗糙，更易誘發冬季搔癢。

3. 糖尿病。糖尿病人因血糖升高，使身體免疫力和抗病力明顯下降，更易受細菌、病毒感染而誘發皮膚搔癢。

4. 泌尿生殖系統疾病。慢性腎炎病人，尤其是進入後期，因血液中尿毒素和尿素等代謝物無法排出體外，而在體內大量瀦留，並隨汗液排出體表，故引起全身性頑固搔癢，其癢難忍。

5. 血液系統疾病。真性紅細胞增多症大都伴有全身性皮膚搔癢，有的表現為灼痛和刺痛，夏季加重，熱浴後更甚，半小時後緩解。缺鐵性貧血患者約 15% ～ 20% 出現全身或局部性搔癢。補鐵和糾正貧血後，即可解除搔癢。

6. 其他。中老年婦女常因月經不調，白帶增多，外陰不潔，卵巢病變，或因陰道滴蟲和真菌感染而致外陰炎症等，發生外陰搔癢。

遠離皮膚搔癢困擾

防患於未然

1. 生活要有規律、有節制。過度疲勞、過度飲酒，對皮膚都沒有好處。

2. 塗抹適合自己的保濕乳液外，還要適當使用有 SPF 和 PA

值的防曬霜，使皮膚免受各種波段的紫外線和可見光的損傷。

3. 多吃含維生素 A、維生素 B2 豐富的食物和新鮮蔬果，少吃或不吃可能誘發春季皮炎的光感性食物，如田螺、菠菜、萵苣、無花果等。適量地做一些戶外運動，也可讓皮膚更加健康、自然，充滿青春活力。

4. 最好穿著柔軟寬鬆的棉織品內衣內褲，減少對皮膚的刺激。

5. 洗完澡後在皮膚上塗抹潤膚乳液，以滋潤皮膚。

外用調理皮膚搔癢

取苦參 100 克，加入食用白醋適量，浸泡 3 ～ 5 天即成。每日洗浴時，加入苦參醋液 30 ～ 50 毫升於浴水中洗浴，或用棉花棒蘸藥液外搽搔癢處。每日 2 ～ 3 次，連用 5 ～ 7 天。

食物調理皮膚搔癢

1. 芹菜 200 ～ 500 克，紅棗 60 ～ 120 克。芹菜洗淨切段，紅棗洗淨，二味加水適量煮湯，分次飲用。此方可以養血清肝。適用於血虛肝旺之皮膚搔癢。

2. 棗 20 枚，綠豆 100 克，豬油 1 匙，冰糖適量。加水共煮至綠豆開花即可服用。每天服 1 劑，分幾次服下，一般服 1 周即可減輕搔癢感。

經常莫名其妙有瘀青

在日常生活中，如果你一不小心，身體的某個部位受到外力較重的碰撞時，這時可能會看到皮下出現一片青紫色的淤斑。而磕碰多是無意為之，這樣便經常會莫名其妙地發現自己身上出現

瘀青了。

探索瘀青根源

　　瘀青除了磕碰所致之外，還有可能是由於體內的某些器質性疾病所致。臨床上常見的皮膚紅斑或青斑，多數壓之褪色，這些紅斑是由於皮下毛細血管擴張所致；少數壓不褪色的紅斑是因為血液走到血管外所致，也就是皮下出血，這種壓不褪色的紅斑，醫學上叫紫癜。臨床上引起紫癜最常見的疾病是過敏性紫癜。

　　1. 過敏性紫癜。多數認為是一種免疫性毛細血管性血管炎，常見的誘因有細菌、病毒感染，牛奶、魚蛋蝦等食物以及藥物、化學品等。

　　2. 引起血管壁脆性增加的因素均會發生皮下出血。如細菌或病毒感染、營養不良、維生素 C 缺乏及少見的遺傳性出血性毛細血管擴張症都會引起紫癜。

　　3. 紫癜與血小板減少或血小板質差也有關。如特發性血小板性紫癜；也可以是造血的骨髓庫內病變所致，如再生不良性貧血、白血病、骨髓瘤；物理化學因素破壞了造血小板的巨核細胞，如放射線、抗癌化療等，都是引發紫癜的原因。

　　4. 腎型紫癜。此型的特點是有明顯的和持續的腎臟病變，它與紫癜可同時發生，也可發生於紫癜前後。腎臟病變小兒多見，表現為血尿（有時肉眼可見）、蛋白尿、管型尿，嚴重者可有水腫、無尿、高血壓等腎功能衰竭的表現。

遠離瘀青困擾

防患於未然

1. 飲食宜清淡、多吃易消化食物，忌食刺激性、熱性食物，如蛋、奶、海鮮類食物及生蔥、胡椒等。

2. 避免接觸誘發疾病的食物和藥物，防止呼吸道感染。

3. 每日用溫水清潔皮膚，保持皮膚清潔、乾燥。

4. 加強個人衛生，飯後、便後勤洗手，勤換衣服。

5. 急性期出血多時，應臥床休息。

6. 適當鍛煉身體，增加身體的抵抗力，避免對腎臟有毒的藥物。

食物調理瘀青

1. 大棗粳米粥。大棗 15 枚，粳米 100 克。大棗洗淨，粳米淘洗乾淨，二者一起放入鍋中，加入適量清水，煮成稀粥。

2. 花生大蒜湯。花生米（連衣）100 克，大蒜 100 克。將花生和人蒜一起放入鍋中加入適量清水，先用大火燒沸，再用小火熬煮 20 分鐘即可。

身體健康小叮嚀 ●●●●●●●●●●●●●●●●●●●●●●

無論是大人還是小孩，在生活當中摔跤、磕碰總是在所難免，之後多會出現腫塊或青斑。現在介紹一個小妙招，當摔倒或因其他原因身體某部位被磕碰時，馬上用小磨香油塗抹患處，並輕輕揉一揉，患處既不會起腫塊，也不會出現青斑，非常有效。

●●●

皮膚顏色不對勁

每個人的膚色各不相同，然而肌膚的顏色、光澤能夠反映內在臟腑的健康狀態，是身體健康的「晴雨錶」。因此，如果皮膚在一段時間內不明原因變黑、變白或出現不同以往的異常顏色變化，則應注意排查一些全身性因素甚至疾病。

探索皮膚顏色異常根源

健康的肌膚首先要有光澤，同時還要細膩、色澤紅潤、柔軟而富有彈性。肌膚的顏色和光澤能反映肌膚的營養情況，也能反映臟腑的健康狀態。

1. 暗黃色。脾胃不和積毒素。肌膚的暗黃色是對近一段時間以來繁重壓力，及體內毒素淤積的直接反映。從中醫角度來說，肌膚出現暗黃、發灰的顏色，反映了體內脾胃不和。

2. 灰黑色。腎虛老化易長斑。肌膚的灰黑色在提示它正在漸漸喪失活力，日曬、污染、身體和心理壓力產生的自由基，阻礙了肌膚自身正常的新陳代謝，正在加速肌膚老化。肌膚的灰黑色還是腎虛的反映。

3. 紅色。體質易過敏。肌膚出現紅色應該說是肌膚顏色警報中最普遍的。肌膚發紅的原因很多，主要分為兩種類型，一是天生的，二是環境誘發的。

4. 皮膚發黑變粗。這是胃癌的信號，有不少胃癌的患者在未發症狀時，腋下、肚臍周圍和大腿內側的皮膚會變黑變粗，面容和掌心皮膚也略呈黑色。而糖尿病等胰島素阻抗病人也會有此情形。

5. 皮膚蒼白。是貧血、末梢毛細血管痙攣所致。

6. 皮膚發藍。是心臟病和肺部疾病的徵象。

7. 深褐色或暗紫色皮膚。可能是慢性心力衰竭或晚期肺源性心臟病所致。

遠離皮膚顏色異常困擾

防患於未然

1. 避免皮膚暗黃要先從內部下手，從調節脾胃開始。每天要盡可能地多喝水，一定要減少吃油膩食物和甜食的次數和量，多吃青菜、水果，適當吃一些瘦肉、堅果和豆類食品。

2. 灰黑色的皮膚，要避免長時間的日曬、污染，調整心理壓力，養成喝綠茶的習慣，綠茶既能舒心提神，還能清腸排毒。

3. 為了避免皮膚發紅，要補充營養，增加自身抵抗力，不要熬夜，忌常吃油膩、辛辣的食物，尤其是羊肉等易外發的食物。盡量吃新鮮多汁的水果，可以適當地喝點菊花茶或綠茶。

食物調理皮膚顏色異常

1. 紅棗花生湯。紅棗 100 克，花生仁 100 克，蜂蜜適量。紅棗、花生仁溫水泡後放鍋中，加水適量，小火煮到熟軟，再加蜂蜜 200 克，至汁液黏稠停火。

2. 山藥泥。鮮山藥 500 克，桃仁、紅棗、山楂、青梅各少許。山藥洗淨煮熟，去皮，壓成爛泥，再擠壓成團餅狀，上置桃仁、紅棗、山楂、青梅等果料，上蒸鍋煮約 10 分鐘，後澆上蜂蜜。

3. 栗子燒白菜。生栗子 200 克，白菜 200 克，食鹽、味精、鴨湯各適量。栗子去殼，切成兩半，用鴨湯適量煨至熟透，再放

入洗淨切條的白菜 200 克燒熟，調入食鹽和味精，最後勾芡即可。

4. 海參炒肉筍。海參 200 克，鮮筍 100 克，瘦肉 100 克，食鹽、味精、白糖、料酒各少許。海參洗淨切片，鮮筍洗淨切片，二者一起放入熱油鍋中，稍炒後，放入切片的瘦肉一起煨熟，加入食鹽、味精、白糖和料酒後拌勻，勾芡後食用。

身體健康小叮嚀 ••••••••••••••••••••••••••••••••••••

不管陰天還是晴天，在戶外時間久了都會使皮膚變黑，這是因為陽光中有紫外線的緣故。一天中以上午 10 點至下午 3 點是陽光最猛烈的時段，在這段時間要盡量避免外出曬太陽，即使陰天或下雨天也一樣。如要更加細緻地保護肌膚，無論哪個季節，在這段時間外出最好都塗抹防曬霜。

••

四肢 行身體之動

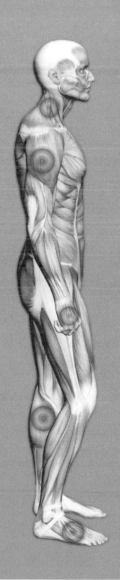
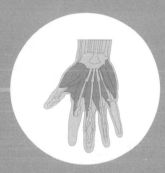
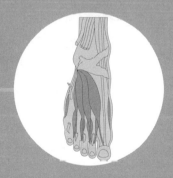

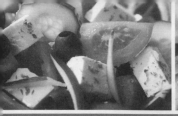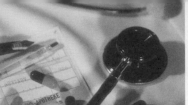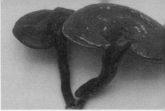

手部

手心發燙

有些人的手心時常溫熱如火，甚至發燙，而且還會覺得心裡也煩躁不安。這種現象未必只在夏季出現，可能一年四季都如此，就像手中有個小火爐一樣。這是不是正常現象呢？

探索手心發燙根源

手足心發熱而未有其他症狀相伴出現的情況是極少的，絕大多數手足心發熱的同時，都會伴有未引起注意的或被看做是正常的體徵表現。中醫將手足心發熱分為疳積脾虛和血虛陰虧兩種。

1. 疳積脾虛，手足心發熱。其原因之一是飲食不節，即有的飲食無度，食不定時，常吃零食，長期下去會損傷脾胃功能，引起運化失常，形成積滯，積滯日久，水穀精微無能吸收，形成疳積而發熱。

二是患其他疾病後，如吐瀉，痢疾、寄生蟲病等治療不當，拖延日久，損傷氣血，導致營養不良而形成疳積發熱。這部分常見為手足心發熱，面黃肌瘦，毛髮乾枯，腹部脹大，食欲不佳，夜睡不寧，大便較稀，小便黃濁如米泔。

2. 血虛陰虧，手足心發熱。血虛陰虧就是平日裡所說的貧

血，其原因多由於體質虛弱，或大病、熱病後，失於調理，陰血耗傷，正氣尚未恢復而致。這部分常表現為手足心發熱，形體消瘦，精神萎靡，咳嗽少痰，目眩耳鳴，口乾舌燥，午後潮熱，顴紅盜汗，小便頻數，大便秘結。

遠離手心發燙困擾

防患於未然

1. 注意日常飲食，少吃油炸和高脂肪、高膽固醇的油膩食品，如動物內臟和肥肉等，多吃新鮮的蔬菜、水果和清淡的飲食，忌煙酒。

2. 持續運動，從整體上增強身體素質。運動要注意持之以恆，開始時不要劇烈運動，需要循序漸進，可逐漸增加運動量。

食物調理手心發燙

1. 百合枸杞肝。百合 50 克，枸杞子 30 克，冬蟲夏草 10 克，豬肝 50 克，食鹽少許。前三味材料洗淨後加水燉開，文火慢煮約 20 分鐘左右，加入豬肝及調料適量，再煮約 30 分鐘即可。分次吃肝喝湯。

2. 枸杞山藥燉肉。羊肉 500 克，山藥 500 克，枸杞 100 克。將羊肉切塊煲湯至肉爛，加入洗淨切塊的山藥和枸杞。用文火燉半小時，酌加調料即可。

3. 腸耳海參湯。豬大腸 300 克，海參 30 克，黑木耳 20 克，調味料適量。將豬大腸翻出內壁用細鹽搓擦去污穢之物，洗淨切段；海參用水發好切條狀；木耳溫水發好洗淨。三味一起放入鍋中加水及調味料文火燉煮 30 分鐘，大腸熟後飲湯食腸。佐餐食之。

身體健康小叮嚀 ●●●●●●●●●●●●●●●●●●●●●●●●●●●●●●●●●●

　　夏季燥熱難耐，容易上火中暑，此時手心更容易發燙。用野菊花、蘆根泡水代茶有清火作用，可以緩解燥熱。除此之外，不要貪圖涼爽大吃特吃冰品，而要多吃時令的新鮮水果蔬菜。

●●●●●●●●●●●●●●●●●●●●●●●●●●●●●●●●●●●●●●●

觀察你的生命線

　　生命線的起點位於拇指和食指連接處的中點，經過拇指垂直褶處，終點以不達到手腕線為正常，從而形成一個獨特的區域。生命線可以提示人的體質、活力、能力、健康狀況，並可提示某些疾病。

探索生命線奧秘

　　一條健康的生命線，應該深筋明朗，涵蓋範圍大，無斑，不斷，這是身體健康、精力充沛以及心臟、脾胃功能良好的表現。相反，一旦健康出了問題，或內臟有某種疾病，也會在生命線上顯示出來。如果生命線纖細、短淺、紋路散亂，通常情況下體質比較柔弱，缺少活力。

　　通過觀察生命線，可以瞭解許多健康訊息：

　　1. 生命線上出現斑點和雜色。生命線上出現紅色小斑點，提示患有熱性病；生命線上出現綠色小斑點，提示患有肺炎；生命線上出現黑色小斑點，提示消化道出了毛病；生命線呈現青色或白色時，提示體力較差，有貧血或鬱血現象。

　　單純青色還提示消化、吸收、營養很不正常；生命線上出現

紫色，提示病毒已侵到血液，或感染梅毒疾患；生命線呈現出過分豔麗的絳赤色，則為肝火旺盛，機能亢進的象徵。

2. 生命線上出現十字紋。生命線上任何一段，若出現十字紋緊緊依附生命線旁，多提示身體抵抗力太差，隨時會發生疾病。

3. 生命線其中一段突然變成波紋狀。提示有可能發生由動脈硬化導致的心肌梗塞或腦溢血。這種人在發病以前自感身體健康，無不適症狀，絲毫不加以警覺，一旦病症像水庫決堤般爆發，則為時已晚。許多因心血管病猝然去世的人，手上早已有這處波浪狀生命線的警號。

4. 生命線上部到中部出現褐黑色的島紋。提示可能患了胃癌。許多通過手紋驗病的人，發現這種島紋後又去接受現代醫學檢查，其中多數證實已患嚴重胃潰瘍或初期胃癌。

5. 生命線突然中斷。中斷的生命線上端內側又上翹成幺狀，這是將患絕症的警告，如雙手生命線都在同一部位出這種現象，則表示有可能染患致命的疾病。

遠離疾病困擾

手部反射區按摩保健操

1. 雙手十指對壓。雙手十指用力對壓 32 次。

2. 雙手拇食指對搓 32 次，然後雙手的中食指分別點壓拇指腹的中央及拇指關節橫紋各 16 次。明顯痛處再點壓 32 次。對於治療腦血管意外、高低血壓、頭疼、頭暈、神經衰弱、內分泌失調、糖尿病、預防腦萎縮、癡呆等症有較好的作用。

3. 拍擊雙手手掌及手背。雙手掌互拍 200 次，再先左後右互拍手背各 50 次。能夠啟動手三陰三陽經，促使經絡氣血通暢，

維持身體健康。

注意你的智慧線

　　智慧線與大腦和神經系統密切相關，能表示人的才能以及性格特徵，故它所提示的疾病偏重於神經、精神、五官、智慧等方面。

探索智慧線奧秘

　　正常的智慧線起於食指根線與拇指根線中點，多與生命線源於一點，斜向下做拋物狀行走，終於小魚際邊緣。正常智慧線線紋粗、深。線條清晰，無毛邊，走向成一弧度。

　　下面簡介如何判斷智慧線異變與疾病之間的關聯：

　　1. 智慧線上出現島紋。智慧線在中指下端出現島紋，提示此人由心力交瘁的結果，已引起神經衰弱；智慧線在無名指下端出現島紋，提示此人視神經衰弱，易患白內障、青光眼等病。

　　智慧線終止在無名指下方，並在終止處出現一個大島紋，提示此人大腦神經有病變，如果兼有健康線接觸生命線的紋象，是腦血管病變的預兆；智慧線下尾部出現淺而大的島，提示此人常常會犯杞人憂天的毛病，對於一些小事往往耿耿於懷，徒增精神壓力，而這種精神可能會促成禿髮。

　　2. 智慧線斷裂或斷斷續續。智慧線有斷裂，是腦、神經系統失常的信號。因發高燒使腦機能受損、患有嚴重神經衰弱的人都會在智慧線上出現這種手紋。出現智慧線斷裂的人應當多和社會接觸，找朋友談談心，減輕一些心中的鬱悶，求得心理平衡，以

避免陷入嚴重的神經質或迫害妄想症。

　　智慧線出現斷斷續續，提示此人因心理緊張而致神經衰弱，易患失眠頭痛等症，或為腦震盪後遺症；平時妄想症較深，精神相當脆弱，發展下去是妄想型精神病的預兆。

　　3. 智慧線上出現赤紅顏色。提示易患高血壓，有腦充血傾向。

　　4. 智慧線上出現青白顏色。提示氣血不足，易患腦貧血。

　　5. 智慧線上出現蒼白色且有黑點。提示易患腦血管病變。

遠離疾病困擾

防患於未然

　　1. 伸直左手拇指，右手虎口張開握住左手拇指根部向前旋按32 次。右手同於左手向前旋按 32 次。如頸椎有病可重複一遍。

　　2. 在左手食指下用右手拇指向小指方向推搓 32 次，右手用同法推搓 32 次。在左手中指下的肺區用右手向上推至中指第一關節橫紋處 32 次，右手用同法向上推搓 32 次。

身體健康小叮嚀 ··········

　　手部按摩小妙法：按摩時可以用大拇指找准穴位和壓痛點，順時針揉一刻鐘，直至發熱為止；也可以把手掌來回搓熱後，再按摩手上的具體穴位；還可以用木頭滾軸、保健球等來刺激手掌穴位。

　　提醒大家，按摩前最好先洗手，再搽點護膚品，以起到潤滑作用；按摩時力度宜稍輕，動作和緩；按摩後最好飲一杯清水，促進新陳代謝。此法能夠促進手部的血液循環，增強手指靈敏度，不僅有益於手部靈活健康，而且由於「十指連心」，還能增強心臟功能。

手掌溫度看疾病

日常生活中可以發現，有些人的手溫度偏熱，有些人則一年四季手掌冰涼。這到底是為什麼呢？專家指出，人體的健康狀況與手掌溫度有著密切的關係，通過手掌的溫度變化可以瞭解和預測身體狀況。

探索手掌溫度異常根源

健康人的手溫應該和臉部的溫度一致。手掌溫度的異常變化和所預示的疾病訊息主要體現為以下方面：

1. 手心熱。如果手心熱，是心火熾盛、濕熱內蘊、膽胃失和的初期表現。

2. 手背熱。如果手背較手心熱，多是發燒和炎症急性期。

3. 手掌熱。手掌溫度高於手心溫度，多是血脂高或血壓高。而如果手掌紅熱，則多為炎症、血熱所致。

4. 手發涼。如果全手發涼，多為陽虛或氣血虧虛，體弱怕冷，吸收能力差。如果高燒病人手涼，是即將驚厥、昏迷的危象。如果手心溫度低於臉部溫度和掌部溫度，則為心力衰竭或心功能不全，中醫視之為心陽衰微。

遠離手掌溫度異常困擾
防患於未然

1. 在洗手間、廚房及浴室裡都準備一個用來洗手的小刷子、專門的手部清潔品及一條舒適的純棉手巾。做飯時的油污對手的傷害很大，所以不僅要在做飯前洗手，做好飯後也一定要洗手。

2. 手部按摩很重要，因為手部最容易有死皮和產生角質層。徒手按摩很簡單，兩手背相靠，來回按摩，再用一手手心按摩另一手手指和手背。然後兩手互相揉搓、互相拍打。時下流行的蔬菜按摩法也很有效：用黃瓜一根，橫切出一個平滑的切面，趁其水分充足時置於手部，來回按摩；水分快乾時再切出一個切面，反復按摩。

你的手掌顏色健康嗎

手掌是連接手腕與手指的中間部分，承擔了許多重要的手部活動，如支撐、緊握等。除此之外，手掌上還分布了大量穴位，許多經絡經過於此，人體大部分反射區也都聚集在手掌部位，其與人體健康的重要關係不言自明。

探索手掌顏色異常根源

健康的人手掌應該是白裡透著粉紅，潤澤而有彈性。從手掌的顏色和光澤可以判斷出身體現在的狀況：

1. 紅白相間的手掌。紅白相間的手掌是氣滯型手掌，此掌色的人易得鼻、咽、氣管、支氣管、肺、肺葉等疾病，其中較為常見的是咽炎和過敏性鼻炎等。

2. 紅色手掌。紅色手掌的人一般內熱、血熱、肝膽火過旺，容易消化不良，發生消化系統疾病和呼吸系統疾病。

3. 白色手掌。白色手掌的人是血色素偏低的人，需要大量補充蛋白質和鐵，以免發生貧血。

4. 青色手掌。如果手掌大魚際下方偏藍，且不按時吃早餐的

人往往胃寒，胃黏膜有潰瘍現象；如果手部和身體有此現象，則說明有類風濕和痛風。

5. 咖啡色手掌。咖啡色手掌，一般暗示體內有腫瘤，如果手掌變成偏黑色，即表明情況嚴重，瀕臨死亡。

6. 黃色手掌。油黃色的手掌一般說明肝膽系統有問題。

7 青筋暴露的手掌。一般表示身體存在便秘、痔瘡、腦動脈粥樣硬化等疾病，或者供血不足造成的毛細血管增大和肝硬化等症。

遠離手掌顏色異常困擾

防患於未然

1. 甩手。雙手在胸前激烈地甩動手腕約 10 秒鐘，可以促進手部血液循環。

2. 拋球。將雙手握拳在胸前，設想手中有一小球。用力緊握，默數 5 聲，張開十指盡力拋開。可以強健手掌和手腕，使手指靈活。

3. 彈指。雙手十指模擬彈鋼琴，從大拇指開始一個個彈向掌心。重複 20 次。可以鍛煉手部的控制能力和活動能力。

4. 壓指。將十根手指分開，指腹相對，用力對壓。直到指關節痠脹痛為止。重複 10 次。可以鍛煉指關節的韌性和靈活性。

5. 揉指。用拇指與食指夾揉按摩手指，從指根到指尖，可以促進手指血液循環。

6. 拉指。右手握住左手拇指轉一轉，再用力向外拉直，依次拉每一根手指，換另一隻手重複同樣的動作。可以幫助手指血液循環暢通，強健韌帶。

7. 放鬆。讓懸垂手臂，隨意晃動，再用力搖擺，直到手部徹底輕鬆為止。

手掌也有軟硬之分

　　手掌皮膚的敏感度較高，它對冷熱、軟硬、乾濕、澀滑的感覺比任何部位都細微，這種豐富的末梢神經活動對手掌的形態變化有著不可低估的作用。我們發現，手掌也有軟硬程度个同的分別，這種情況因人而異。手掌軟硬是一種普遍的個體生理差異，同時在一定程度上也能夠反映人體的健康狀況。

探索手掌軟硬異常根源

　　健康的手掌應厚實而有力，富有彈性，這樣代表人體精力充沛，體質強壯，適應力強。通過觀察拿捏手掌的軟硬狀態程度，可以在一定程度上瞭解身體的健康狀況。

　　1. 如果手掌厚而無力，彈性差，多為精力欠佳，疲勞乏力。手掌軟細薄而無力，多精力衰退，體弱多病。

2. 手掌肌肉硬直、缺乏彈性者。血氣有點抑制，經脈不很通暢，適應能力比較差。

3. 手掌硬直而瘦者，多為消化系統功能問題，循環系統不是很好，凡事多固執，缺乏應變能力。

遠離手掌軟硬異常困擾
防患於未然

將十指環環相扣，雙手來回搓揉數下，靜心寧神，深深呼一口氣。雙手各自左右上下來回甩動。雙手八指相扣，雙手手腕交替上下翻轉抖動數次，這樣有助於增強手部的血液流通，持續進行也對改善全身健康水準大有好處。

指甲的形狀透露健康問題

通過日常觀察可以發現，每個人的指甲形狀都不盡相同。一般來說，指甲有橢圓形、長方形、圓形等，這些均屬於正常情況。除了常見的正常形狀外，如果指甲的形狀出現了異常變化，往往提示體內有病變產生。

探索指甲形狀異常根源

根據指甲的形狀變化可以測定一個人的健康情況，下面介紹幾種指甲形狀的變化表現以及其代表的疾病意義。

1. 杵狀膨大。指甲顯著地向上拱起，而且圍繞手指彎曲。指甲杵狀膨大可能表示患有氣腫、心臟血管病、潰瘍性結腸炎或肝硬化。

2. 匙狀甲。匙狀甲是指甲中間下陷，整片指甲變成平坦或匙狀。這種指甲與鐵質不足性貧血病、梅毒、甲狀腺障礙、風濕熱等有關。

3. 指甲上有豎紋。甲縱溝典型的為甲板中央有一縱脊，脊頂凹陷為淺溝，也可以無脊而呈顯著溝紋，常因甲基質受損所致，也可見於扁平苔蘚等疾病的患者，為變態反應的一種表現。

4. 指甲上出現橫溝。指甲上出現橫溝是表示體內營養不良，或得了某種會暫時影響指甲生長的嚴重病症，如麻疹、腮腺炎、心臟病突發等。

5. 不規則凹點。很多牛皮癬病人有此現象。甲溝炎病久者，在甲板上會出現橫脊，甲面呈凹凸不平。

遠離指甲形狀異常困擾

防患於未然

1. 注意選擇清潔品，以成分中含維生素 E 與 B 的產品為主，避免鹼性過強的清潔品是主原則。

2. 注重滋養與呵護，只要感覺乾燥就隨時塗上護手霜。白天最好選擇有 SPF 防曬係數的日用護手霜，避免曬黑或曬斑的形成。

3. 利用睡眠時間加強滋養，塗上乳液乳霜後戴上手套有助於深層吸收，或者以保鮮膜包裹雙手數分鐘，也可加強吸收滋養。

身體健康小叮嚀

使用黏著劑固定假指甲要注意，有些黏著劑會破壞角質，長期使用會對指甲表面造成傷害，使指甲容易變脆變黃。所以，要盡量使用不會

傷害角質的黏著劑。

· ·

中指也能預示疾病

一個人的五指，除大拇指分離獨立之外，中指是最長的手指，高高超出其他手指一大截，因此在幾個指頭之中最為顯眼，這也似乎預示了中指對於疾病的反映也較其他手指更加顯著。

探索疾病根源

中指與疾病的關係如下：

1. 中指蒼白。有些人的中指顏色與其他手指不一樣，常常顯得蒼白，而且細小瘦弱。這多提示心血管功能不足，或可能出現貧血。

2. 中指第一節過短。一般來說，中指第三節應該最長，第二節次之，第一節則相對短些。但是，如果中指第一指節過短，則提示其體能較差，腦中樞神經不平衡，因此這類人要特別注意鍛煉身體，增強體質，提高抗病能力。

3. 中指過長。根據臨床相關調查研究顯示，中指過長的人容易患心腦血管疾病，也容易存在心理疾病。因此這類人必須加強身體鍛煉和心理狀態的調整，避免憂思過度。而且，一般人中指的第二節雖然應該比第一節長，但是卻應該比第三節較短為正常。

如果中指第二指節過長，並且食指、無名指第二指節也比較長的話，即患痛風症的可能性就會增加，其中痠疼症狀會較為嚴

重。

4. 中指過短。如果中指短於正常標準，就屬於短形中指。中指短者發生心臟病和肺臟、腎臟疾病的可能性要比一般人高。

遠離疾病困擾
防患於未然

1. 把精油適量抹在左手手背，然後先按摩手背上凹陷的部位，讓手背肌肉充分放鬆。接著按摩手指。先從指關節上方開始往下以螺旋狀按摩，快到指尖處用力壓一下，以刺激反射區，然後十指持續上述按摩動作。

2. 用指腹從手指往手掌推滑，連續重複 3 次。

3. 將左手反過來，右手大拇指壓住手背。其餘 4 指手指則輕壓手掌心。最後右手手指輕輕從手掌向手指方向滑出來。右手再重複相同步驟及動作即可。

身體健康小叮嚀 ●●●●●●●●●●●●●●●●●●●●●●●●●●●●●●●●

做家事的時候，先塗上一層護手霜，然後戴上手套，最好選擇外層橡膠、內層棉質的手套，這樣就可以隔離清潔劑、洗衣粉等一些化學產品對手部皮膚的傷害。時間比較長的話，還應該每隔半小時脫下手套讓雙手透透氣。

●●●

觀察你的無名指

無名指似乎就像它的名字一樣，在幾個手指之中最為默默無

聞的存在著。不過可千萬不要以為它真的毫不起眼，其實無名指與人體內部的健康狀況也有一定聯繫。通過觀察無名指的形態，有助於瞭解某些疾病的產生與發展。

探索疾病根源

無名指與人體健康特別是泌尿生殖系統及筋骨強弱關係密切。一般以指形圓秀健壯、指節長短勻稱、指直而不偏、指節褶紋清爽不亂者為佳。如果無名指不同於以上健康的標準，存在異常現象，則要提高警惕了，可能你的身體已經出現不良趨勢了。

1. 無名指細小。如果一個人的無名指蒼白細小，說明腎臟與生殖系統功能較差，如不警惕，就容易產生腎臟及生殖系統疾病。

2. 無名指前兩節瘦小。如果無名指第一、二指節瘦小而第三指節正常，多說明患有脊椎病變或呼吸系統不正常。

3. 無名指褶紋散亂。正常的人，無名指第一指節與第二指節的分界線應該只有一條完整清晰的指骨節褶紋，第二指節與第三指節的分界線應有二條完整明顯的指骨節褶紋。

如果無名指褶紋散亂，說明體質較差，若為孕婦則需要適當補充鈣質。如果在無名指第二指節面，不靠近上下指節褶紋的中段近邊緣處，出現第二條平行的橫紋，這就叫「病約紋」。「病約紋」通常說明人體患有慢性疾病，該紋線可隨著身體的健康水準變化而增減。

遠離疾病困擾

防患於未然

　　清洗乾淨雙手後，將磨砂膏均勻的塗抹在手部，然後來回地按摩手背，並按摩手部指關節。然後用清水洗去殘留在手部的磨砂膏，用乾毛巾輕輕將手擦乾。在手臂及手部抹上營養保濕的乳液，輕曲關節，從手指根部向指甲做螺旋式按摩，用拇指對手掌全面進行擠壓。

身體健康小叮嚀 ••

　　選擇含有蛋白質的磨砂膏混和手部護理乳液，按摩手背和掌部。蛋白質及磨砂粒能幫助漂白及深層潔淨皮膚，去除死皮和促進細胞新陳代謝，這樣能深層清潔手部。每星期兩次深層潔淨手部肌膚，可以幫助嫩白肌膚、清除死皮及促進新陳代謝。

••

別忽略小指異常

　　別以為小指最細、排在最後就無足重輕，實際上小指也能對人體健康反映一二。小指雖然較之其他手指細小了不少，但反映疾病的功能卻不弱，因此，如果小指出現異常狀況，一定不要輕易忽略。

探索疾病根源

　　小指的異常現象通常與體內的某些病變有著密切關係：

　　1. 小指蒼白。一般來說，健康的人小指應以纖長柔軟而壯直

為好。如果小指蒼白細弱，多說明身體有排便不暢或腹瀉等現象，提示其人可能患有消化系統疾病。

2. 小指指紋散亂。正常人的小指指紋清晰，如果小指指紋散亂模糊，多說明其人體質較差，容易患病，因此這類人要加強運動，防止疾病發生。

3. 小指側彎。正常人的小指是挺直的，四指合攏伸直時應緊貼於無名指。如果小指側彎，與無名指之間有縫隙，則說明其人消化吸收功能不健全。若同時見有手掌皮膚乾燥的現象，則說明其易患消化系統疾病。

4. 小指出現十字紋。專家指出，小指第一指節處出現十字褶紋，多提示其人精力不足，需要養精蓄銳，加強休息和保養。

5. 小指褶紋不完整。健康的人小指第二指褶紋應完整而清晰，如果這一處褶紋不完整，則是患心臟病的信號。

6. 小指指節長度不等。正常情況下，小指的第三指節與第二指節的長度是相等的，或第三節比第二節稍長些。如果第三指節較短，則說明腎氣不足，容易疲勞，尤其注意防止罹患腎臟疾病。

遠離疾病困擾

1. 雙手手掌相對合起，開始快速搓動。每次搓動，可讓手指指尖從另一隻手的手掌下端一直搓到中指第二關節處，然後回頭。每一個來回計一次，共搓動 36 次。

2. 雙手五指盡量分開，指尖逐個相對，指尖相合手掌分開，然後用力開始撐頂。一共做 36 次。

3. 用左手大拇指和食指捏右手合谷穴（虎口附近），用力按

捏，然後換手，共做 36 次。

　　4.將五指盡量分開伸直，然後慢慢將大拇指彎下，盡量伸向小指。過程中要注意，其餘四手指不能彎曲，一共做 36 次。

身體健康小叮嚀 ....

　　當感到大腦遲鈍、精力不集中時，不妨把雙手手指交叉地扭在一起。可能有的人把右手拇指放在上面，有的人則把左手拇指放在上面。哪隻手的拇指放在上面，產生的效果是不相同的，所以某隻手拇指在上交叉一會兒後，要換成另一隻手拇指。如果這樣感覺不舒服，正是由於採取了與平時不同的動作，會給大腦一種刺激，由此可以促進大腦功能的提高。

....

你的指甲根有沒有「健康圈」

　　我們發現，指甲根部有半圈淡淡的發白的形態，這就是所謂的「健康圈」。健康圈有大有小，時而模糊時而清晰，有時候顏色還會發生變化，都與體內健康狀況有關。

探索疾病根源

　　健康圈就是指甲根部發白的半月形，醫學上將之稱為甲半月，又叫小太陽。健康圈是人體陰陽經脈的交界線，是人體精氣的代表，但是，健康圈也不是越多越好。一般來講，健康的人除了小指以外應該都有甲半月，即健康的人健康圈應該有 8 個左右。

甲半月占整個指甲的 1/5 是最佳狀態，過大過小或者僅隱隱約約都不太正常。通常男性健康圈約 3 毫米，女性略小，食指、中指、無名指按寬窄依次遞減，小指多無。老人較窄。健康圈的變化最能提示身體營養狀況，是人體營養狀況的「提示燈」。

1. 健康圈太大。健康圈太大的人容易發生高血壓、中風

2. 健康圈太小。健康圈太小說明人體血壓太低，且容易發生貧血。

3. 健康圈消失。完全看不到健康圈的人，大多有貧血或者神經衰弱的症狀。中醫將沒有健康圈者視為寒底型體質。寒底型提示體內陽氣虛弱而陰寒較盛。這種人的臟腑功能低下，氣血運行緩慢，容易疲勞乏力，精神不振，吸收功能差，面色蒼白，心驚，嗜睡，容易感冒，且反復感冒，精力衰退，體質下降，嚴重者痰多濕重，易發生腫瘤。

4. 健康圈發青。暗示呼吸系統有問題，容易患心血管疾病。

5. 健康圈發藍。健康圈發藍是血液循環不暢的表現。

6. 健康圈發紅。健康圈發紅提示心力衰竭，應及時治療。

7. 小指出現健康圈。中醫認為連小指也有半月形者，或半月形增大，屬熱底型。熱底型提示人體內陽氣盛，臟腑功能強壯，身體素質較好。但在病理情況下，則是陽氣偏盛，臟腑功能亢進。可見面紅，上火，煩躁，便秘，易怒，口乾，食量大，不怕冷，好動，嚴重者血壓升高、血糖增高，易中風。

8. 健康圈模糊。半月形的邊界模糊不清，顏色逐漸接近甲體顏色者，屬寒熱交錯型或陰陽失調型。寒熱交錯型提示人體內有陰陽偏盛偏衰的變化，寒熱的變化可因保養的不同而異。例如，熱型者喜歡清熱而過度用寒涼物質，寒型者則喜歡去寒而過度服

用溫熱物質。用藥失調，勞損過度也可導致寒熱平衡發生變化。

遠離疾病困擾
防患於未然

日常生活中可服用適量食用魚油，並增加攝入維生素 C 和蛋白質含量豐富的食物，以及螃蟹、鱔魚、雞湯、黑木耳、海帶等具有活血功能和營養豐富的食物。

如果人的甲半月較少、光澤度差，可適當地多吃一些羊肉、當歸、薑、香菜等食物。如果十指都有甲半月，並且較長，可多吃苦瓜、芹菜等清熱去火、消腫利水的食物。

身體健康小叮嚀

健康圈確實能在一定程度上反映出人體的健康程度。但是，甲半月的生長也受諸多其他因素的制約，如夏比冬快、成年人比老人和兒童長得快等，因此也不可一概而論，注重指甲的日常養護和體內營養元素的均衡以及注意休息，即可保持健康。

透過指甲顏色看健康

別以為指甲的顏色變化是小問題，許多愛美的女性總愛將指甲塗抹得五顏六色，這樣不僅無益於指甲的健康，而且還有礙觀察指甲的本來顏色。實際上，指甲的顏色也能反映人體內部的健康情況，如果其顏色發生變化，則要引起注意哦！

探索疾病根源

指甲顏色的不同變化，反映了不同的疾病資訊：

1. 指甲呈白色。如果指甲外表經常是白色，表示身體裡的血液不太充足，有貧血傾向。指甲白蠟色無光華，正是潰瘍病出血，或有鉤蟲病等慢性失血症的表現。指甲下大部分顯白色，正常的粉紅色減少到只有靠近指尖的那一小條，可能是肝硬化的徵兆。

2. 指甲呈黃色。指甲變黃，一般表示其肝臟有問題，多為黃疸性肝炎，也見於慢性出血性疾患。甲狀腺機能減退、腎病綜合症以及甲癬，也可引起黃甲。如果發現指尖周圍出現黃色，則要警惕惡性黑色素瘤。

3. 指甲呈紅色。指甲全是緋紅色，為早期肺結核、腸結核的象徵。指甲下出現紅斑點或縱向紅色條紋，說明毛細血管出血，可能是由於高血壓、皮膚病、心臟感染或一些潛在的嚴重疾病的存在。

指甲周圍出現紅斑，提示可能是皮肌炎或全身性紅斑狼瘡。指甲前端出現橫向紅色帶，提示胃腸道有炎症，或心瓣膜脫垂、房室間隔缺損。指甲呈深紅色，壓之色不變，提示可能某內臟器官有嚴重的炎症存在。

4. 指甲呈紫色。指甲變成紫色，是心臟病、血液病的一個特點，反映血液內缺氧或某些成分異常。若紫色與蒼白色交替出現，可見於肢端動脈痙攣症。

5. 指甲呈青色。指甲呈青紫色，多見於先天性心臟病或大葉性肺炎、重度肺氣腫等肺臟疾病。

6. 指甲呈藍色。白喉、大葉性肺炎、急性腸道傳染病、食道

異物阻塞的患者，其指甲呈青藍色。指甲根部呈藍色半月狀，出現這種指甲，可能意味著病人患有血液循環受損、心臟病，或雷諾氏綜合症，有時也與風濕性關節炎或自身免疫性疾病紅斑狼瘡有關。

遠離疾病困擾

防患於未然

1. 保持指甲乾燥清潔，這樣可以防止細菌或其他微生物在指甲內聚集，引起感染。

2. 凡士林滋潤度高，是很好的護手和護甲產品。夜晚就寢之前，將適量凡士林塗抹在手指及指甲上，再輕輕按摩，長此以往，指甲會如粉色珍珠般有著美麗的光澤。

3. 不能過於頻繁地美甲，指甲表層有一層像牙齒表層釉質一樣的物質，能保護其不被腐蝕。美甲時把指甲表層銼掉，手指就失去了保護層，使其對酸性或鹼性物質的腐蝕失去抵抗力。因此，經常美甲會引起指甲斷折，顏色發黃或發黑。

身體健康小叮嚀

如果指甲縫破裂出血，可用蜂蜜兌一半溫開水，攪勻，每天抹幾次，就可逐漸治癒。如果指甲被擠掉，最重要的是防止細菌感染，應急處理時，先把擠掉指甲的手指用紗布、繃帶包紮固定，再用冰袋冷敷。然後把傷肢抬高，立即去醫院。

手心容易出汗

無論春夏秋冬，手心總是容易出汗，風吹乾之後雙手潮濕陰涼，在一些重要場合都不好意思和別人握手。手心出汗這麼多，會不會是身體虛弱的表現？經常出汗，有時連自己都會莫名其妙地感到緊張。

探索手心出汗根源

一般情況下，手心出汗多不是病，只是交感神經過度亢奮而已。但手心出汗往往會造成學習、工作或社交的困擾。生長在亞熱帶地區的人，特別容易有此毛病。

汗腺的分泌是經由交感神經控制的，而手汗症即是因不明原因的交感神經過度緊張，例如緊張、興奮、壓力或夏天高溫造成手掌排汗異常增加所致。有多汗傾向的人手掌大多時候都是濕濕的，而長期潮濕的手部容易脫皮，從而有礙觀瞻。

1. 脾胃功能失調。大部分手汗多的人都是脾胃失調所致，除了會導致手心出汗外，還會導致腳心出汗。

2. 功能性疾病。甲狀腺功能亢進、糖尿病等都會引起局部多汗，手部是多發部位。

3. 其他疾病。神經系統疾病、部分感染性疾病，如瘧疾、結核等，都會導致手心出汗。另外，長期生病造成體質虛弱，也會增加手部的出汗。只要這些全身性疾病得到控制後，多汗的情況就能得到解決。

遠離手心出汗困擾

食物調理手心出汗

1. 百合粥。百合 20 克，粳米 50 克，白糖少許。將百合洗淨與粳米一起煮，待熟時加入白糖，再煮 10 分鐘即可。

2. 黃薯粥。黃薯 20 克，粳米 50 克，白糖適量。將黃薯加水煎汁，去渣取汁後，用汁煮米為粥，放入白糖調味溫服。

3. 浮小麥飲。浮小麥 15 克，紅糖適量。熬浮小麥汁 100 毫升，加紅糖調味，飲用即可。

4. 小麥山藥湯。浮小麥 15 克，山藥 15 克，白糖少許。二者一起放入鍋中，加入適量清水熬煮，沸騰後再用小火煮 30 分鐘，放入白糖即可。每次 50 毫升，早晚各服 1 次。

5. 參歸腰子。人參 10 克，當歸 8 克，豬腰子 1 個，薑、蔥、鹽適量。將參、歸切薄片，腰子去腎盂切碎，與薑、蔥、鹽同放於鍋內，加水適量，煮爛食之。

6. 生地黃雞。生地黃 150 克，烏肉雞 1 只，飴糖 100 克。將生地黃切碎與飴糖拌勻，放入雞腹內蒸熟即成。

身體健康小叮嚀 ●●●●●●●●●●●●●●●●●●●●●●●●●●●

手心多汗可能是多汗症，多汗症可能造成患者性格孤僻、內向、不善與人交往、社交場合缺乏信心，甚至自卑，也會影響學習、求職。

多汗症可以從小（6 歲左右）就發生，到了青春期更為明顯，其中最困擾患者的是手掌、腋下、腳掌的多汗。年輕人情緒較不易控制，易緊張、不安、害羞、害怕等，使出汗更為厲害，心情越焦急，出汗就越多，所以一定要控制自己的情緒或採用手術療法，讓自己早日「脫離苦海」。

小心滑鼠手

一般來說，「滑鼠手」是因長時間使用電腦而形成的職業病，每天持續 2 小時到 6 小時手持電腦滑鼠工作或玩電腦遊戲的人，都會有不同程度的腕部損傷。現在開始，就要警惕你的雙手和手腕，避免滑鼠手！

探索滑鼠手根源

人的手腕當中有個由腕橫韌帶、腕骨、結締組織形成的通道，這個通道叫腕管。它就像一座拱橋，除有嬌嫩的正中神經通過外，還有多根肌腱通過。當正中神經經過這裡而受到壓迫時，就會出現腕隧道症候群，導致拇指到無名指側的半邊疼痛，麻木，拇指肌肉無力感，這就是所謂的滑鼠手。

滑鼠手的危害。早期的表現為手指和手關節疲憊麻木，有的關節活動時還會發出輕微的響聲，類似於平常所說的「縮窄性腱鞘炎」的症狀，但其累及的關節卻比腱鞘炎要多。手外科專家認為滑鼠比鍵盤更容易造成手的傷害，因為人們使用滑鼠時，總是反復集中機械地活動一兩個手指，而配合這種單調輕微的活動，還會拉傷手腕的韌帶。

據來自國外的有關調查顯示，女性是腕隧道症候群的最大受害者，其發病機率比男性高 3 倍，其中以 30 歲至 60 歲者居多，這是因為女性手腕管通常比男性小，腕部正中神經容易受到壓迫。

遠離滑鼠手困擾

防患於未然

1. 不要連續在電腦前工作過長的時間，在連續使用滑鼠一個小時之後，就需要做一做放鬆手部的活動。

2. 滑鼠應該放在一個稍低位置，這個位置相當於坐姿情況下，上臂與地面垂直時肘部的高度。鍵盤的位置也應該和這個差不多。

3. 升高轉椅可防「滑鼠手」。如果調節滑鼠位置很困難，可以把鍵盤和滑鼠都放到桌面上，然後把轉椅升高。桌面相對降低，也就縮短了身體和桌面之間的距離。

4. 平時要養成良好的坐姿，不論工作還是休息，都應注意手和手腕的姿勢。

運動調理滑鼠手

1. 手部運動。舒展身體各部位時，也要用力展開雙手的五指，每次 20 ～ 30 秒鐘，做 2 ～ 3 次。可以增強關節抵抗力，促進血液循環。

2. 上肢運動。以舒適的姿勢坐在椅子上。雙肩放鬆，右手持水瓶。腹部肌肉微收，保持背部直立。將右前臂放於右側大腿上，掌心向下。腕部放鬆，放於膝蓋處，手下垂，腕部關節在膝蓋處完全展開。吐氣，同時腕部施力，帶動手向上抬，使右手背向前臂方向運動，將水瓶舉起。注意雙肩保持放鬆。吸氣，恢復開始姿勢。重複做 8 至 12 次，或保持姿勢 30 秒。換左臂重複練習。

手麻僵硬 不聽使喚

工作了一天，雙手一直沒閒著，始終在鍵盤上劈里啪啦地敲打著。好不容易快要下班了，這時候卻覺得雙手麻木僵硬，十根手指似乎不聽使喚了。

探索手麻根源

手部麻木，大部分情況下是雙手活動過久疲勞所致，然而有時候也是疾病所致。手部麻木是一種常見的神經傳導症狀，可能是多種疾病的信號。

1. 頸椎病。最常見的引起手麻的原因是頸椎病，它是現代社會的職業病之一。除了有手指麻木、感覺異常以外，還伴隨其他症狀，如頸肩部骨肉痠痛、上肢有放射痛或活動障礙等。

2. 上肢神經卡壓。睡覺時手部壓迫到血管和神經，血流不通暢，導致手部得不到血的供應使活動受限，引起麻木。手部麻痛是手部疾病中常見的一種症狀，它常提示上肢神經受到了卡壓。

3. 中風。引起手麻的另一常見疾病便是中風。雖然手指麻木不一定會發生中風，但對於年齡在 40 歲以上的中年人來說，如果經常出現頭痛、眩暈、頭重腳輕、肢體麻木、舌頭發脹等症狀，且患者平時又有高血壓、高血脂、糖尿病、腦動脈硬化等疾病時，應多加以注意，警惕中風的發生。

4. 糖尿病。許多糖尿病患者中，常常有人發現自己的手足麻木或疼痛，有的忽視了治療，以至造成了嚴重的神經後遺症。糖尿病多發生在周圍神經病變的初級階段，早期表現就是手足發麻。

5. 更年期綜合症。進入更年期的婦女有時候也有手麻的現象，但是並不明顯，隨著更年期的結束，手麻現象就會隨之消失。

遠離手麻困擾

食物調理手麻

1. 黨參桂圓粥。黨參、黃芪、桂圓肉、枸杞子各 20 克，粳米 50 克。先將原料洗淨，黨參、黃芪切碎，煎取汁，加水適量煮沸，加入桂圓肉、枸杞子及粳米，文火煮成粥，加適量白糖即可。

2. 黃芪桂枝粥。黃芪、生薑各 15 克，桂枝、白芍各 10 克，粳米 100 克，紅棗 4 枚。前四味一起放入鍋中加水濃煎取汁，去渣。將粳米和紅棗加水煨粥。粥成後倒入藥汁，調勻即可。每日 1 次。

3. 黑豆湯。大粒黑豆 500 克。黑豆淘洗乾淨，加水放入沙鍋中煮至湯汁濃稠即成。每日 3 次，每次 15 毫升。

4. 山藥小麥粥。淮山藥 60 克，小麥 60 克，粳米 30 克。材料分別洗淨，加水適量，武火煮沸後，文火煮至小麥爛即可。

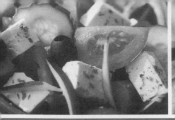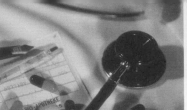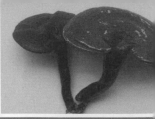

膝 蓋 腿 腳

膝蓋透風又疼痛

天氣轉涼，氣溫下降，開始覺得有點冷了。可是下身明明穿得很厚實，為什麼卻常常覺得有風從膝蓋中間透過去，甚至在室內坐著的時候也是如此？除此之外，膝蓋還經常感到疼痛，難道自己真的已經老了嗎？

探索膝蓋疼痛根源

膝關節痛可由膝關節或膝周圍組織疾患引起，導致膝關節疼的疾病如下：

1. 膝部損傷。膝蓋損傷是由於膝關節及其周圍受到明顯的壓力出現損傷，感到疼痛，或者出現膝關節腫脹、壓痛等症。

2. 膝關節結核。多見於青壯年，是全身結核病的一部分，常為單發，以膝關節彌漫性腫脹、疼痛及功能活動受限為主要表現。

3. 骨髓炎。常發生於股骨下段及脛骨上端，多有感染或損傷史，全身高熱，局部疼痛及壓痛，患肢不敢活動。

4. 急性化膿性膝關節炎。多有膝關節開放性損傷，關節腔穿刺，周圍感染病灶或遠處感染病灶經血行感染等因素存在，出現

膝關節疼痛，腫脹，活動受限，伴高熱及全身不適等症狀。

5. 骨腫瘤。發生於股骨下端和脛骨上端的骨腫瘤，局部持續性鑽入樣痛疼，難以忍受是出現最早的症狀，2～3月後才可摸到腫瘤出現，有以上性質的症狀，應及早就醫詳細檢查。

6. 風濕性關節炎。常以膝關節痛為主，伴有其他關節疼痛，多為對稱性、遊走性。結合病史及全身症狀，皮膚紅斑等診斷不難。

7. 脛骨結節骨骺炎。發生於愛運動的青少年，常訴膝關節疼痛，不能跪跳或上下台階，多表現膝下脛骨結節隆起增大，壓痛明顯。

遠離膝蓋疼痛困擾

防患於未然

1. 正確負重。過量的負重會對人體造成不同程度的傷害，主要的傷害是腳、膝關節和腰等。負重的標準就是負重不要超過人體體重的三分之一。

2. 增強鍛煉。平時多做一些體能上的訓練，特別是腳部的鍛練，但一定要循序漸進。如太極拳、打乒乓球、騎自行車等。

按摩改善膝蓋疼痛

1. 坐位伸膝。坐在椅子上，將雙足平放在地上，然後逐漸將左膝伸直，並保持直腿姿勢5～10秒鐘，再慢慢放下。雙腿交替進行，重複練習10～20次。

2. 俯臥屈膝。俯臥位，雙手在頭前交叉，將頭部放在手臂上，然後將左膝關節逐漸屈膝，盡量靠近臀部，並保持屈膝姿勢5～10秒鐘，再慢慢放下。兩腿交替進行。重複練習10～20

次。

3. 股四頭肌鍛煉。俯臥位，將一側腿屈膝靠向臀部，雙手反向握住踝部，逐漸將下肢向臀部牽拉，並保持這一姿勢 5 ～ 10 秒鐘，然後放下。雙腿交替進行。反復練習 10 ～ 20 次。

4. 推擦大腿。坐在椅上，雙膝屈曲，用兩手的掌指面分別附著左腿兩旁，然後稍加用力，沿著大腿兩側向膝關節處推擦 10 ～ 20 次。雙腿交替進行。

5. 指推小腿。坐在椅上，雙膝屈曲，雙腿微分，用兩手的虎口分別放在兩膝的內外側，然後拇指與其餘四指對合用力，沿小腿內、外側做直線的指推動作盡量至足踝。反復指推 10 ～ 20 次。

6. 拳拍膝四周。坐在椅上，雙腿屈曲，雙足平放在地板上，並盡量放鬆雙腿，雙手半握拳，用左右拳在膝四周輕輕拍打 50 次左右。

7. 按揉髕骨。坐在椅子上，雙膝屈曲約 90°，雙足平放地板上，將雙手掌心分別放在膝關節髕骨上，五指微張開緊貼於髕骨四周，然後稍用力均勻和緩有節奏地按揉髕骨 20 ～ 40 次。

身體健康小叮嚀 ••••••••••••••••••••••••••••••••

下山的時候，有些人喜歡跑著下山，有些人喜歡跳來跳去，這些都是造成膝蓋受傷的直接原因。正確的方法是，下山或走較陡的山路時重心偏後並稍降低，前腳站好才把重心移過去，這樣造成的衝擊性會比站直跑和跳下去的姿勢減少為幾分之一至十幾分之一，從而有利於保護膝關節。

••••••••••••••••••••••••••••••••

透過步態看健康

千里之行，始於足下。行走是人們的基本活動功能之一，是最為常見的身體行為，其姿態因人而異，多種多樣，同時也是人體健康的測試儀——通過步態可以看出健康與疾病的徵象。

探索步態異常根源

步態，是指走路時所表現出來的姿態。矯健的步態說明人體精力充沛，體格健壯，各種異形步態說明人有不同的疾病。有些疾病因影響神經、肌肉系統，會導致步態異常。

1. 保護性跛行。走路時，患側足剛一點地則健側足就趕快起步前移，健足觸地時間長，患足點地時間短；患腿邁步小，健腿跨步大；患腿負重小，健腿負重大。這種保護性患足點地跛行，多見下肢受傷者。

2. 拖腿性跛行。走路時，健腿在前面患腿拖後，患肢前足著地，足跟提起表現為拖腿蹭地跛行。可見於兒童急性髖關節扭傷、早期髖關節結核或髖關節骨膜炎等。

3. 間歇性跛行。開始走路時步態正常，但走不了多遠（嚴重者不到百尺）患者就因小腿後外側及足底脹麻疼痛而被迫停步，需蹲下休息片刻，待症狀緩解後再重新起步。走走歇歇，因此稱為間歇性跛行。常見於腰椎管狹窄症、坐骨神經受累以及血栓閉塞性脈管炎局部供血不足患者。

4. 跨越步態。患者兩下肢弛緩無力，足尖垂下，故走路時為使足尖離地面抬高骨盆，髖、膝關節隨之過度抬高，有如涉水步態。這是患了多發性神經炎。

5. 搖擺步態。走路時患者靠軀幹兩側搖擺，使側骨盆抬高，來帶動下肢提足前進。所以每前走一步，軀幹要向對側擺動一下，看上去好像鴨子行走，所以又稱「鴨行步」。常見於小兒先天性髖關節雙側脫位、進行性肌營養不良、嚴重的「O」型腿，以及臀上神經損害患者。

6. 醉漢樣步態。表現走路時重心不穩，抬腳緩慢，搖擺不定狀如醉酒，故稱為「醉漢樣步態」。這大多是由於小腦疾病，導致身體平衡功能障礙的結果。

7. 震顫麻痺步態。表現為走路時身體前傾，呈小碎步樣，起步動作緩慢，後逐漸加快，難於立即止步，狀如慌張逃跑。故又稱「慌張步態」。這是震顫麻痺病和各種原因引起的震顫麻痺綜合症的表現。

8. 共濟失調步態。患者自覺兩足落地如踩在棉花上，鞋子掉下也常不覺察，步行時雙目注視地面，步幅寬大，舉足過高，踏地有聲。閉目或在黑暗中行走困難或不能走。這多為脊髓疾病所致。

遠離步態異常困擾
運動調理步態異常

1. 甩腿。一手扶牆，先甩動小腿，將腳尖向前、向上翹起，然後向後甩動；接著將腳尖用力向後，腳面繃直向前甩。兩條腿輪番做這兩個動作，每條腿各做 2 ～ 3 分鐘。

2. 擱腳。將腳擱至床頭或桌凳上，先輕輕敲打膝蓋，使腿慢慢伸直，然後盡量使頭部向腳尖攀近。兩腿輪番做這一動作約 5 分鐘左右。

3. 扭膝。兩腳平行靠近，屈膝微微下蹲，雙手放在膝蓋上，分別按順時針、逆時針扭轉。這個動作做 5 分鐘左右。

4. 下蹲。收腹屏氣，身體蹲下、站起，兩手平行，目光平視，使大腿伸屈自如。該動作也做 5 分鐘左右。

5. 扳足和搓腳心。端坐在床上，兩腿伸直，低頭向前彎，兩手扳足趾 20 ～ 30 次，並接著用手掌搓腳心各 100 次。

6. 將兩手手掌交叉於後腦，雙腿張開，比肩稍寬。一邊吸氣，一邊慢慢往下蹲，蹲下時要抬頭挺胸，並注意腳跟不要離開地板。慢慢站起，站時同時吐氣。重複該動作 24 次。

身體健康小叮嚀

走路是一項簡單、安全的運動，但走路時仍有許多要點要注意：將背完全挺直，縮下巴，視線放在前方數公尺處。將肩膀的力量鬆弛、放輕鬆，讓肩、腰、腳踝成一直線。腳要稍微張開，雙腳成一直線地向前走，行走時先由腳跟著地，且著地的角度以 40° 為准。

在鞋子方面，以厚底的運動鞋較適合，避免穿拖鞋。手能在走路時發揮平衡的功用，並產生推進力。當在慢步走時，將手肘輕輕地彎曲，當速度變快時則彎曲至 90°，並向前方積極地推出並擺動。

雙腳冰涼

腳涼是許多人都有的現象，無論春夏秋冬，無論穿著多麼厚實保暖的鞋子，雙腳也依然是冰涼的。俗話說，腳下暖，全身暖。可想而知，腳下冷，全身也都會感到冰涼不適。腳涼不是大

毛病，卻也會對人體帶來不良的影響。

探索腳涼根源

腳涼是一種較為普遍的現象，人們往往缺乏注意，但實際上，腳部發涼可能是一些疾病的信號。

一般來說，貧血和腸胃病有異常者，以及營養缺乏者或甲狀腺功能減退引起全身或者局部血液循環不良者，或者肢體末梢血液循環障礙者，都會出現腳涼的現象。女性在特殊時期，如經期、孕期和產期，由於體虛，也容易引發雙腳冰涼。

雷諾現象多見於中、青年女性。典型表現為足趾末端在受涼後出現發白、發涼，然後變紫、變紅，最後又恢復正常。其原因是足趾末端小動脈痙攣。當它屬於原發病時，稱「雷諾病」；若為繼發，則稱「雷諾現象」。引起雷諾現象的疾病有硬皮病、皮肌炎、紅斑狼瘡、血栓閉塞性脈管炎、結節性多動脈炎等。

糖尿病也會影響下肢和足部的血流供應。早期會出現腳涼、麻木、小腿抽筋、足部蒼白，運動後腿部不適，短暫休息後症狀減輕；中期則表現為下肢疼痛，尤其在夜間疼痛較重；晚期則為疼痛較劇烈，出現跛足行走，並伴有下肢供血不足、局部潰瘍、壞疽，將導致足部抵禦感染和傷口自癒能力的下降。

遠離腳涼困擾

防患於未然

1. 常做運動。尤其是久坐或久立的人，必須重視工作間際的休息，多做手足和腰部的活動，以加強全身的血液循環。

2. 注重雙腳及腿部的保暖，正如俗話所說「寒從腳下起」，

如果下肢保暖做得好，雙腳就不會感到冰冷，全身也都會覺得暖和。

3.睡前用熱水局部泡腳，不但可以促進末梢的血液循環，還有助睡眠。

4.洗完澡或是泡完熱水澡後，擦乾後立刻穿上襪子保溫。

5.多吃一些性屬溫熱的食品，以提高身體耐寒力。常見的溫熱食物有牛、羊、雞肉，大蒜、辣椒、生薑、山藥、桂圓等。

食物調理腳涼

1.薑絲爆羊肉。羊肉250克，生薑50克，花椒、八角、食鹽、味精、麻油各適量。羊肉切薄片，生薑切細絲。鍋內加油少許，起旺火，待油冒清煙時，入花椒、八角，炸出香味，入薑絲略炒，加入羊肉片翻炒，加入鹽、味精，出鍋時淋麻油即可。

2.大棗枸杞羊肉湯。羊肉300克，大棗、枸杞各30克，蔥段、薑片、八角茴香、食鹽各適量。羊肉切八分大塊，在開水鍋中氽出血水備用。大棗和枸杞洗淨備用。鍋內加水，放入羊肉、蔥薑八角茴香同煮。煮半熟時，加入大棗、枸杞和鹽，再煮，煮熟即可。如果不喜歡羊肉的膻味，可以與大棗同時加入橘子皮一兩片，即可減輕膻味。

泡腳調理腳涼

1.生薑泡腳。生薑1塊，食鹽少許。將生薑用刀拍扁，用紗布包好放在水裡一起燒開，再加一勺鹽，泡腳。

2.紅花泡腳。紅花、食鹽各少許。取紅花用紗布包好放在水裡燒開，然後加一勺鹽，先熏腳後泡腳。

3.艾葉泡腳。艾葉少許。將艾葉用紗布包好放到鍋裡用水燒開，先熏腳，然後再泡腳，水溫40～50℃的時候把雙腳放入水

中泡腳。

身體健康小叮嚀 ••

　　泡腳具有加快血液循環、舒筋活血的作用，對因末梢血液循環不良而致的腳涼等症狀，有一定的緩解作用。但泡腳時間不宜過長，以15～30分鐘為宜。在泡腳過程中，由於人體血液循環加快，心率也比平時快，時間太長，容易增加心臟負擔。

　　另外，由於泡腳時更多的血液會湧向下肢，體質虛弱者容易因腦部供血不足而感到頭暈，嚴重者甚至會發生昏厥。因此，泡腳時間以雙腳及下肢感覺溫熱舒適即可，不宜過久。

••

腳跟疼痛

　　並未走多遠的路，腳跟卻痠軟疼痛，並且在不走路的情況下，也總感覺無力。腳跟是人體保持平衡的重要支撐，因此稍有不適，對人體的影響就非常明顯。腳跟疼痛未必是疲勞所致的小毛病，也很有可能是疾病先兆。

探索腳跟疼痛根源

　　引起腳跟疼痛的原因很多。行走過久或負重過久都會引起後腳跟疼痛，但這種情況一般適當休息便可消除。除此之外，很多疾病也會導致腳跟疼痛，這就需要引起重視了。如果腳跟總是疼痛，很可能是患有跟痛症。跟痛症不是一個單獨的疾病，它是指各種足跟部疾病引起的一種症狀，因骨本身及周圍軟組織疾患所

產生。

通常導致足跟疼痛的原因主要是以下幾方面：

1. 假性腳跟痛。其病因包括跟腱炎、跟後滑囊炎、跟腱撕裂傷，足底筋膜炎等。許多時候是在負重勞累、寒冷刺激、穿鞋不合適，如過高、過硬的鞋底或路面不平整以及肥胖等情況下，使腳跟負重過大而引起的疼痛現象。此類腳跟腳底痛經過休息和治療，可以緩減腳跟腳底局部軟組織受擠壓和刺激的狀況，進而使疼痛減輕或消失。

2. 真性腳跟痛。經拍攝 X 光片，可以清晰看到有跟骨骨刺的形成物，痛點集中，無其他徵象。骨刺導致的腳跟疼痛較為劇烈，需要及時對症治療。

3. 跟踮炎。過度勞損、損傷容易引起跟踮炎，疼痛是水腫造成的水腫炎性反應，通過對應治療可以了以緩解。

4. 全身性疾病。還有些腳跟痛，其原因來自骨盆或脊椎軀幹，如軀體兩側及兩下肢的肌肉張力不對稱，以及脊柱側彎、長短腳、腰椎間盤突出症、頸椎病等疾病，致兩腳負重比例不均勻，其中一腳之腳跟長期超過負荷而發病。

遠離腳跟疼痛困擾
防患於未然

1. 選擇一雙合適的鞋，能大大減輕腳的負擔，避免和緩解腳跟疼痛。挑選鞋時，注意選擇厚底、鞋底軟硬適中的鞋，最好後跟部有一定弧度以適應足跟的弧形，選好之後試著穿上走幾步路感受一下，如果舒適合腳便好。

2. 鞋底記得墊上鞋墊，選擇偏軟舒適的鞋墊或足跟部專用軟

墊，如矽膠製成的跟痛墊，保護足跟減輕摩擦。

3. 走路時間過久，需要充分休息，最好使用溫水泡腳，能較好的緩解腳部疲勞，防治腳跟疼痛。

4. 不穿鞋底硬、薄的皮鞋，減少步行活功，增加休息時間。

5. 進行適當的活動，如慢跑、散步、騎車、打乒乓球等，保持足跟部關節、韌帶有良好的彈性和韌性。

中藥調理腳跟疼痛

1. 陳醋外用方。陳醋 1000 毫升。將陳醋加熱至腳部可浸入的溫度，每日浸 40 ～ 60 分鐘。醋溫下降後應再次加熱。每日 2 次。

2. 熟地肉桂方。熟地 25 克，肉桂 3 克，牛膝、木瓜、杜仲、當歸各 10 克，防風、炙甘草各 6 克。以上藥物一起放入鍋中加水煎煮，去渣取汁後服用。每日 1 劑。

身體健康小叮嚀 ....

除了眾所周知的慢跑、散步等運動可以鍛煉腳跟功能外，下面介紹的這兩種方法也有不錯的效果。開洞法：在鞋墊或海綿墊上與足跟疼痛相應部位剪成小洞，大小可隨疼痛範圍而定。加墊法：在足下疼痛部位的鞋墊下，用棉花、舊布等墊高 0.5 ～ 1 公分，使跟下疼痛部位有持續擠壓、按摩作用，也可以防治腳跟疼痛。

....

腳踝紅腫發疼

毛毛是個時尚漂亮的女主管，每天都穿著高跟鞋伴隨著踩在

地板上清脆的聲音，穿梭在各個部門和公司與家之中。穿高跟鞋可以讓人身姿挺拔，身體曲線更加優美，可是時間久了，毛毛發現自己的腳踝經常浮腫，有時候甚至中午剛過就開始腫大起來。

探索腳踝腫痛根源

穿高跟鞋可以引發和加重腳病，但是，它並不是引起腳踝腫的唯一原因。如果發現自己有腳踝疼痛、紅腫等症狀時，不要武斷片面地認為根源在於高跟鞋，有可能它只是促進了腳病的明顯表現。

腳踝疼痛可能由於多種疾病引起，一定要認真辨別，及早對症治療，避免耽誤病情。可能引起腳踝腫脹的疾病如下：

1. 類風濕性關節炎。類風濕性關節炎本身多發於女性，常見於手、足等小關節處，急性發作時，關節疼痛，腫脹明顯，影響活動。

2. 靜脈血栓。靜脈血栓會導致腳踝部位疼痛並腫脹，有時疼痛出現在一側，同時痛側小腿還有腫脹和壓痛感。長時間保持一個姿勢，下半身血液循環受到影響，就容易發生靜脈血栓。其起病之初僅僅為足踝部水腫，小腿後側壓痛，壓迫小腿肌肉兩側，能引起劇烈疼痛。

3. 下肢靜脈曲張。下肢靜脈曲張會導致腳踝痠痛、沉重、脹痛、疲勞、乏力以及靜脈隆起、擴張、變曲，在腳踝部、足背出現輕微水腫，併發皮膚變薄、萎縮、搔癢、色素沉著症狀。

4. 營養性腳腫。由於現代人工作忙碌，時間安排緊湊，許多時候經常匆匆忙忙解決用餐，進食缺乏合理安排和營養組合，長期下來，人體的消化功能就會減退，導致身體營養缺乏，出現營

四肢・309

養性腳腫。這些人常伴有貧血，同時因免疫功能減退而易發生感染性疾病，如感冒等。

5. 心源性腳腫。這是因心臟功能減退所致。這時檢查心臟可發現有器質性雜音和心臟擴大等病理性改變。

遠離腳踝腫痛困擾
防患於未然

1. 減少煙酒，避免大量攝入鈉鹽，多吃富含膳食纖維、低脂肪的食物，如新鮮蔬菜水果等，加強維生素 C 和維生素 E 的補充攝入。

2. 避免穿著過緊的褲子和鞋，經常活動腳踝，增加其靈敏性，預防功能下降。

3. 平時避免長時間站立，日常生活和工作時避免翹二郎腿。

4. 密切注意控制藥物副作用，如服用某種藥物後，腳部有腫脹現象，應立刻求醫。

5. 如果腳腫伴有劇痛時，應採取一些靜止性的運動，避免登山、舉重等運動，以防症狀加重。

食物調理腳踝腫痛

鯉魚燉赤小豆。赤小豆 90 克，鯉魚 1 尾，米醋、生油、料酒、食鹽各適量。鯉魚去除內臟，和赤小豆一起放入鍋中，加入清水、米醋和生油，煮 1 小時即可。

身體健康小叮嚀 ●●●●●●●●●●●●●●●●●●●●

當發生扭傷腳踝的情況時，千萬不要立即貼上消腫止疼藥膏，否則，會加重腳腫脹。醫生提醒，扭傷後應立即冷敷患處，具體方法為：

將冷水浸泡過的毛巾放於傷部，每 3 分鐘左右更換一次。

也可以用冰塊裝入塑膠袋內進行外敷，每次 20 ～ 30 分鐘。夏季則可用自來水沖洗，沖洗時間一般在 4 ～ 5 分鐘左右，不宜太長；然後固定、抬高扭傷部位，切不可用手揉搓患處。24 小時後，才可在患處使用止疼膏等藥物。

惱人的香港腳

上班的時候便感到雙腳在鞋裡捂得燜潮無比，同時奇癢難耐，甚至坐立不安，只得不停地在地上來回扭蹭雙腳。下班到家檢查發現，腳趾縫中間起了許多小水皰，難道是上星期去公共浴池之後感染了香港腳？

探索香港腳根源

香港腳的傳染途徑很多，因此感染非常容易，香港腳的發病率也較高。通常情況下，由於夏季氣溫較高，腳部容易出汗，因此香港腳常在夏季加重，冬季氣溫下降，出汗量下降，香港腳症狀也隨之減輕。但由於其是頑固性真菌疾病，故一旦傳染上，很難治癒。

發作後，往往腳趾縫間開始發癢起屑，甚至裂開化膿，轉為疼痛糜爛。因此一定要做好相關的預防和調理措施。香港腳通常可分為三種：角化型、水皰型和糜爛型。

1. 角化型。角化型香港腳常發於腳跟，症狀表現為皮膚粗厚而乾燥，並有脫屑、發癢、皸裂現象。這種香港腳病程較為緩

慢，且難以治癒。

2. 水皰型。長發作於腳底，起初為飽滿的小水皰，有的能融合成大皰，皰液透明，周圍無紅暈，發癢。撓破後會因繼發感染而引起丹毒、淋巴管炎等。

3. 糜爛型。常發作於腳趾之間，起初腳趾間常感覺非常潮濕，浸漬發白並會起小水皰，乾涸脫屑後，剝去皮屑為濕潤、潮紅的糜爛面，有奇癢，容易繼發感染。

遠離香港腳困擾

防患於未然

1. 保持足部清潔乾燥。為此，要養成常洗腳的習慣，但洗腳時要忌用鹼性肥皂等刺激性的化學用品。趾縫緊密的人可用衛生紙夾在中間，以吸水通氣，保持清潔。

2. 合理飲食。多吃維生素含量豐富的蔬菜水果和五穀雜糧等，少吃辣椒、生蔥、生蒜等容易刺激出汗的食物。

3. 及早接受治療。有些人往往用道聽塗說的土法亂治香港腳，有時雖能起到止癢的效果，但絕對去不了根。因此，出現香港腳症狀應該盡早接受治療。

4. 注意個人衛生。不要使用別人的拖鞋、浴巾等，不要在澡堂、游泳池旁的污水中行走。

食物調理香港腳

1. 紅棗陳皮紅豆湯。陳皮 4 克，紅豆 70 克，花生仁 120 克，紅棗 10 枚，白糖少許。洗淨陳皮、紅豆和紅棗，將其與花生仁一起放入鍋中加水煎煮，熟後加入白糖食用即可。

2. 青魚煮韭黃。青魚 500 克，韭黃 250 克，食鹽、料酒、蔥

段、薑片各適量。青魚洗淨，去除內臟，加入韭黃和料酒、蔥段、薑片一起燉煮，熟後加入食鹽即可。

腳丫子「香味四溢」怎麼辦

忙碌一天回到家裡，迫不及待地換鞋進屋躺在床上。閉眼休息還不到兩分鐘，感覺有一股濃烈的氣味沖進鼻子裡。臭味的源頭輕而易舉地找到了，原來是自己的雙腳，於是趕緊去洗乾淨。最近不知道為什麼腳丫子出汗很多，經常「香味四溢」……

探索腳臭根源

人的腳心是小汗腺分布密度最大的部位之一，每平方公分就有620個汗腺，人體別的部位每平方公分僅有140～340個汗腺，因此腳心的出汗量要多於其他地方。一般來說，在劇烈運動、穿透氣性較差的鞋或長時間行走過後，腳汗會增多。

如果情緒激動，交感神經衝動增加，乙醯膽鹼分泌量增多，也會引起腳心出汗增多。如果悶捂的時間較長，未能及時透氣洗腳，就會產生不良氣味。除此之外，腳部大量出汗、腳臭也和某些疾病有關。

1. 全身性疾病。如甲狀腺亢進、肥胖症、糖尿病等會引起腳部多汗，因此這類患者的腳部常常會有異味散出。

2. 脾胃失調。中醫認為，腳多汗是因脾胃功能失調引起的。脾胃失調可分以下虛、實兩種：脾胃虛弱者伴有口乾舌燥、心煩不安、舌紅少苔等症狀，屬於津液不足的虛熱症；脾胃實症者多因飲酒過多及過食辛辣肥甘所致，伴有口臭口苦、大便不暢、小

便黃濁、舌苔厚膩等症狀。這兩種情況均會引起腳臭多汗的症狀。

遠離腳臭困擾

防患於未然

1. 保持局部皮膚乾燥，注意腳部清潔，每日用溫熱水或淡鹽水泡腳 10 ～ 15 分鐘；勤換洗襪子，最好每天一換。

2. 平時不宜穿不透氣的鞋子，以免造成腳汗過多，腳臭加劇。

3. 勿吃容易出汗的食品，如辣椒、生蒜、生蔥等刺激性食物。

4. 劇烈運動之後，及時用溫水洗腳，並對雙腳進行按摩，擦乾腳部，不要讓其受涼。

外用調理腳臭

1. 明礬泡腳方。明礬 25 克，熱水 1000 毫升。將二者一起倒入盆中溶化後浸泡雙腳，一次 10 分鐘，浸後任其自然晾乾。每日 1 次。

2. 葛根明礬方。葛根、明礬各 15 克。二者一起放入白酒中浸泡 7 日，過濾取液，兌入溫熱水浸泡雙腳。每次 10 ～ 15 分鐘，每日 1 次。

3. 乾薑明礬方。明礬 30 克，乾薑 6 片。將二者一起放入鍋中加水煎熬 30 分鐘，取液浸泡雙腳。每日 2 次，每次浸泡 30 分鐘。

　　腳臭一般不會給身體造成危害，但是，它產生的難聞氣味卻給人的心理帶來了嚴重的負擔。所以，有腳臭的人，每天至少要換一次襪子，保持腳部清爽；所穿的鞋襪不要太緊，以免妨礙足部的血液流通。

●●

長雞眼 走路好痛苦

　　走路的時候發現，腳下仿佛總有東西硌著一樣，每走一步都隱隱作痛，經過檢查，鞋子裡沒有任何異物，到底是什麼在作祟？回家脫掉鞋襪認真查看才發現，腳底長了一個「包」，就是這個不起眼的東西讓自己「步履維艱」的嗎？

探索雞眼根源

　　腳下長有東西自然會影響走路，實際上這是雞眼在作祟。雞眼會讓普通的行走變得疼痛不適，嚴重者甚至會對日常的生活行為造成影響，因此應該盡快去除。

　　雞眼的產生原因主要可分為以下兩點：

　　1. 摩擦擠壓。一般來說，雞眼是由長期摩擦和受壓引起的圓錐形角質層增厚，為嵌入皮內的圓錐形角質栓，一般自針頭到黃豆大小或更大，表面光滑與皮面平或稍隆起，呈淡黃或深黃色，半透明。

　　雞眼的圓錐狀尖端會伸入皮內，呈楔狀，底面扁平露於皮外，若用力將其表面的角質物削去，在中央可見一堅硬的針狀角質栓塞，外周有一圈透明的淡黃色環，呈雞眼狀。大多為 1 ～ 2

個，偶有多發者，一般不易自癒。

2. 病毒或免疫力下降。除以上較為普遍的物理因素外，病毒也是誘發原因之一，人類乳頭瘤病毒通過直接接觸傳染即會導致雞眼，此症需要對症及時治療。另外，外傷和細胞免疫功能低下或缺陷也是雞眼產生的重要原因。

遠離雞眼困擾

防患於未然

1. 選擇合適、寬鬆的鞋子，避免造成腳部畸形。

2. 當感覺到腳部某一部位受到擠壓和摩擦時，應及時選用雞眼墊、順趾器、分趾器、護趾套等足科支具，來減輕摩擦和擠壓。

3. 經常泡腳，養成每天晚上用熱水泡腳的習慣，以緩解腳部疲勞，軟化腳部僵硬的肌肉組織，防治雞眼。

外用調理雞眼

1. 烏梅軟足方。烏梅 10 枚，香油、食鹽各適量。將烏梅研成細末，裝入瓶內，加上香油浸泡 7 ～ 10 天，和勻成藥膏。用溫鹽水浸泡雞眼，待粗皮軟化去除粗皮，取適量藥膏敷在雞眼上，再用紗布包紮。12 小時換一次藥，3 天為一個療程。

2. 地骨皮紅花方。地骨皮、紅花各 10 克，香油少許。將二者一起研成細末，加適量香油調成糊狀。每晚熱水泡腳後，取適量藥糊塗在雞眼上，再用塑膠薄膜蓋上，用膠布固定。

3. 蘆薈外用方。取蘆薈和少許鹽水，研成藥糊。每晚熱水泡腳後，取適量藥糊塗在雞眼上，用無毒塑膠薄膜覆蓋，再用膠布固定好。每天 1 次，10 天為一個療程。

4.蒜泥花椒方。紫皮獨頭蒜一個，蔥白一根，花椒 3～5 粒。將以上三者放在一起攪成泥狀，敷在雞眼上，用膠布外貼密封。24 小時後除去膠布和藥泥。1 次未癒可再用。

身體健康小叮嚀 ••••••••••••••••••••••••••••••••••••••

有雞眼的人自己治療時務必要慎重，最好選用無毒的塑膠布或膏藥，切勿重複使用，否則容易增加感染病毒的可能。自己處理雞眼時，一定要徹底清潔雙手，做到無毒無菌。另外，糖尿病患者切勿自行處理雞眼問題，應交由專業醫生解決。

你的身體會說話

作　　　者	黃冠誠
發 行 人	林敬彬
主　　　編	楊安瑜
編　　　輯	李彥蓉
美 術 編 排	帛格有限公司
封 面 設 計	劉秋筑

出　　　版	大都會文化事業有限公司　行政院新聞局北市業字第89號
發　　　行	大都會文化事業有限公司
	110台北市信義區基隆路一段432號4樓之9
	讀者服務專線：(02)27235216
	讀者服務傳真：(02)27235220
	電子郵件信箱：metro@ms21.hinet.net
	網　　　址：www.metrobook.com.tw

郵 政 劃 撥	14050529 大都會文化事業有限公司
出 版 日 期	2010年2月初版一刷
定　　　價	250元
I S B N	978-986-6846-82-3
書　　　號	Health+25

Chinese (complex) copyright © 2010 by Metropolitan Culture Enterprise Co., Ltd.
4F-9, Double Hero Bldg., 432, Keelung Rd., Sec. 1,
Taipei 110, Taiwan
Tel:+886-2-2723-5216　Fax:+886-2-2723-5220
Web-site:www.metrobook.com.tw
E-mail:metro@ms21.hinet.net

國家圖書館出版品預行編目資料

你的身體會說話 / 黃冠誠著.
　-- 初版. -- 臺北市：大都會文化, 2010.02
　　　面； 公分. -- (Health+; 25)

ISBN 978-986-6846-82-3(平裝)

1. 症候學　2. 疾病防制

415.208　　　　　　　　　　　98019731

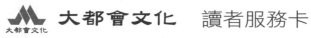

書名：**你的身體會說話**

謝謝您選擇了這本書！期待您的支持與建議，讓我們能有更多聯繫與互動的機會。

A. 您在何時購得本書：＿＿＿＿＿年＿＿＿＿月＿＿＿＿日

B. 您在何處購得本書：＿＿＿＿＿＿＿＿書店，位於＿＿＿＿＿＿＿＿(市、縣)

C. 您從哪裡得知本書的消息：
    1.□書店　　2.□報章雜誌　　3.□電台活動　　4.□網路資訊
    5.□書籤宣傳品等　　6.□親友介紹　　7.□書評　　8.□其他

D. 您購買本書的動機：（可複選）
    1.□對主題或內容感興趣　　2.□工作需要　　3.□生活需要
    4.□自我進修　　5.□內容為流行熱門話題　　6.□其他

E. 您最喜歡本書的：（可複選）
    1.□內容題材　　2.□字體大小　　3.□翻譯文筆　　4.□封面　　5.□編排方式　　6.□其他

F. 您認為本書的封面：1.□非常出色　　2.□普通　　3.□毫不起眼　　4.□其他

G. 您認為本書的編排：1.□非常出色　　2.□普通　　3.□毫不起眼　　4.□其他

H. 您通常以哪些方式購書：(可複選)
    1.□逛書店　　2.□書展　　3.□劃撥郵購　　4.□團體訂購　　5.□網路購書　　6.□其他

I. 您希望我們出版哪類書籍：（可複選）
    1.□旅遊　　2.□流行文化　　3.□生活休閒　　4.□美容保養　　5.□散文小品
    6.□科學新知　　7.□藝術音樂　　8.□致富理財　　9.□工商企管　　10.□科幻推理
    11.□史哲類　　12.□勵志傳記　　13.□電影小說　　14.□語言學習（＿＿＿＿語）
    15.□幽默諧趣　　16.□其他

J. 您對本書(系)的建議：

K. 您對本出版社的建議：

讀者小檔案

姓名：＿＿＿＿＿＿＿＿　性別：□男　□女　生日：＿＿＿年＿＿＿月＿＿＿日

年齡：□20歲以下　□21～30歲　□31～40歲　□41～50歲　□51歲以上

職業：1.□學生　2.□軍公教　3.□大眾傳播　4.□服務業　5.□金融業　6.□製造業
　　　7.□資訊業　8.□自由業　9.□家管　10.□退休　11.□其他

學歷：□國小或以下　□國中　□高中／高職　□大學／大專　□研究所以上

通訊地址：＿＿＿＿＿＿＿＿＿＿＿＿＿＿＿＿＿＿＿＿＿＿＿＿＿

電話：（H）＿＿＿＿＿＿＿＿＿　（O）＿＿＿＿＿＿＿＿　傳真：＿＿＿＿＿＿＿＿

行動電話：＿＿＿＿＿＿＿＿＿　E-Mail：＿＿＿＿＿＿＿＿＿＿＿＿＿＿＿

◎謝謝您購買本書，也歡迎您加入我們的會員，請上大都會文化網站 www.metrobook.com.tw
登錄您的資料。您將不定期收到最新圖書優惠資訊和電子報。

你的身體會說話

北 區 郵 政 管 理 局
登記證北台字第9125號
免 貼 郵 票

大都會文化事業有限公司

讀 者 服 務 部 　 　 收

110台北市基隆路一段432號4樓之9

寄回這張服務卡〔免貼郵票〕
您可以：
◎不定期收到最新出版訊息
◎參加各項回饋優惠活動